通俗中医药丛书第二辑

U0961112

中西医道

——中西医比较面面观

郑 洪 著

科学技术文献出版社
SCIENTIFIC AND TECHNICAL DOCUMENTATION PRESS

图书在版编目（CIP）数据

中西医道：中西医比较面面观／郑洪著．—北京：科学技术文献出版社，2012.4

（通俗中医药丛书．第二辑）

ISBN 978-7-5023-6988-0

Ⅰ.①中… Ⅱ.①郑… Ⅲ.①中国医药学－对比研究－现代医药学 Ⅳ.①R-03

中国版本图书馆 CIP 数据核字（2011）第 169435 号

中西医道——中西医比较面面观

策划编辑：樊雅莉 责任编辑：樊雅莉 责任校对：张吲哚 责任出版：王杰馨

出 版 者 科学技术文献出版社
地 址 北京市复兴路 15 号 邮编 100038
编 务 部 (010)58882938，58882087(传真)
发 行 部 (010)58882868，58882866(传真)
邮 购 部 (010)58882873
官方网址 http://www.stdp.com.cn
淘宝旗舰店 http://stbook.taobao.com
发 行 者 科学技术文献出版社发行 全国各地新华书店经销
印 刷 者 北京金其乐彩色印刷有限公司
版 次 2012 年 4 月第 1 版 2012 年 4 月第 1 次印刷
开 本 710×1050 1/16 开
字 数 98 千
印 张 7
书 号 ISBN 978-7-5023-6988-0
定 价 29.90 元

通俗中医药丛书第二辑
编委会

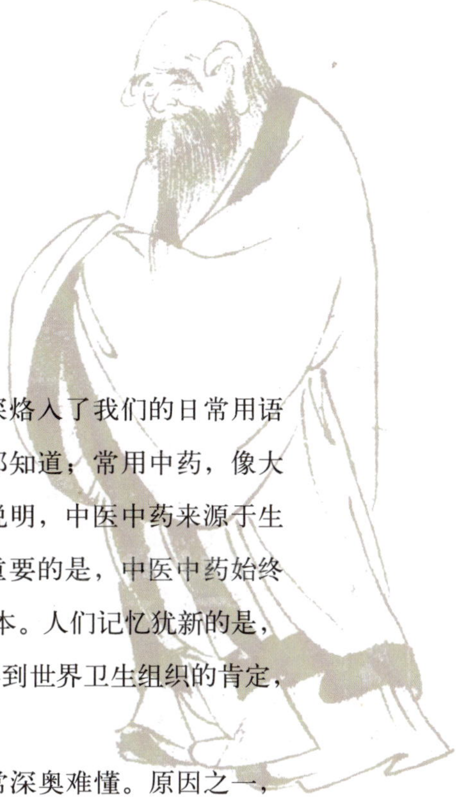

序

说起中医，人们并不陌生，它的不少术语早已深深烙入了我们的日常用语之中。像“上火”、“中风”、“湿热”，一说大家都知道；常用中药，像大枣、生姜，也是饮食中常用的佐料，药食两用。这都说明，中医中药来源于生活，是非常生活化的医学，“百姓日用而不知”。更重要的是，中医中药始终保持着良好的临床疗效，能解决问题，这是它立足的根本。人们记忆犹新的是，在 2003 年抗击“非典”中，中医药取得很好的疗效，得到世界卫生组织的肯定，也让老百姓温习了一次生动的中医实践课。

但是现在一般的老百姓，讲起中医理论会觉得非常深奥难懂。原因之一，恐怕与近代以来，我们对传统文化的传承不足有关。自从鸦片战争后，有些人对本民族文化失去了自信心，对传统文化的批判过了头。缺乏了传统文化的根基，对中医理论也就难以很好地理解。像“阴阳”、“气”、“风”等等生理病理概念，离开其临床基础和文化背景，就不好体会了。

中医理论“难懂”的另一个原因，是人们习惯于用西医的观念来看问题。中小学的常识课、生理卫生课，教的都是西医的知识。这些知识当然很有用，但对中医的理论绝口不提，反映的仍然是民族自信心缺失的问题。中西医是不同理论体系的医学，用西医的思维来看中医，就不容易理解。要知道中医某些貌似“不科学”的说法背后，其实有着大科学的内涵，我们不能用西医的标准作为“科学”的标准。

在 21 世纪，我们必须重新对我们优秀的中华文化树立起信心并加以发扬，以造福于世界和人类。广东省建设“中医药强省”，除了医疗、科研、教学和药业等各条战线的努力外，向老百姓宣传和普及中医，更是必不可少的一项工作。普及并不是要求人人都能完全学懂中医，但是希望能够通过普及让人们可以了解中医理论的特点，知道中医的整体观和辨证论治，学会一些中医的养生防病原则，这对健康生活和防病治病是很有好处的。

应该说，中医的科普工作很有必要，但要做好却不容易。难就难在怎样把中医的高深理论，用现代的语言很好地表达清楚，既要有科学性，也要力求通俗性。所以我认为，科普也应该属于科研工作。《通俗中医药丛书》的作者在科普方面下了很大的工夫。丛书既介绍趣闻轶事与医史源流，又讲述医药原理与人文传统，语言明白晓畅，图文并茂，我作为一名医学工作者读起来也觉得趣味盎然，广大读者一定可以从中得到有益的知识。

中医中药是中华文化的瑰宝，也是世界文化的精华。人类不能没有中医。希望通过这套丛书，让更多的中国人，甚至世界各国人民，能够领略到中医药的独特魅力，更加了解和珍视中华民族的优秀传统文化。是为序。

邓铁涛

目　录

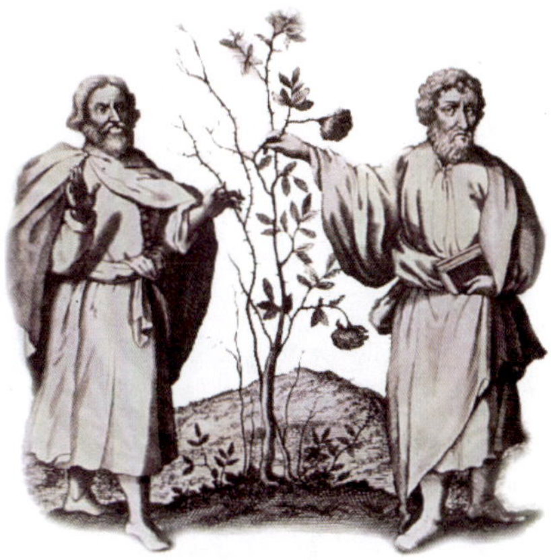

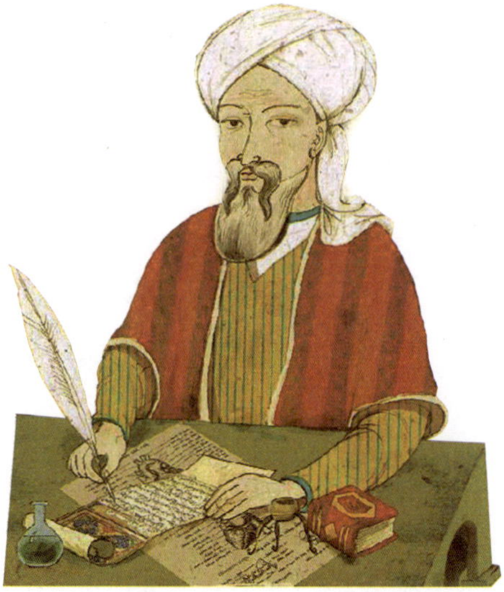

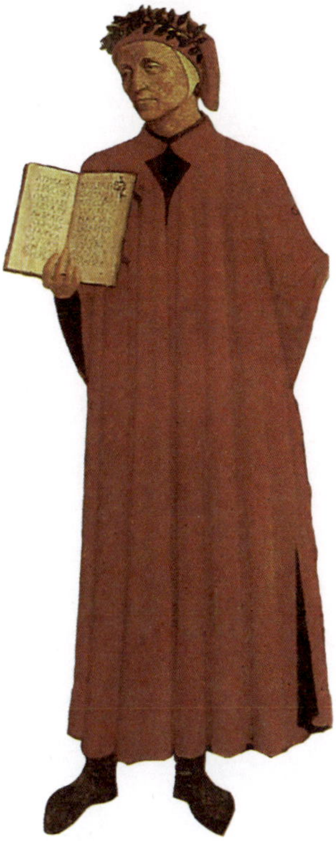

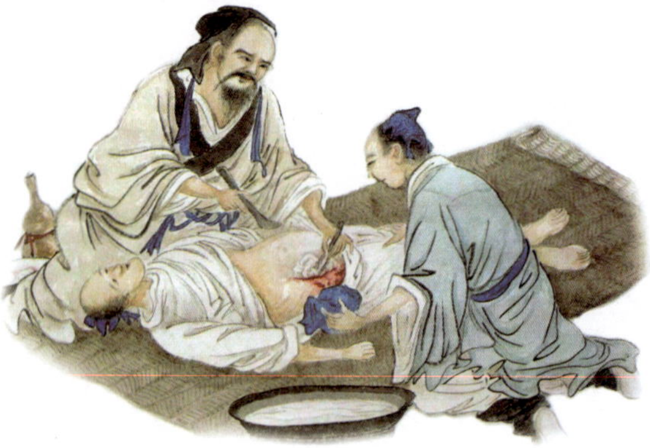

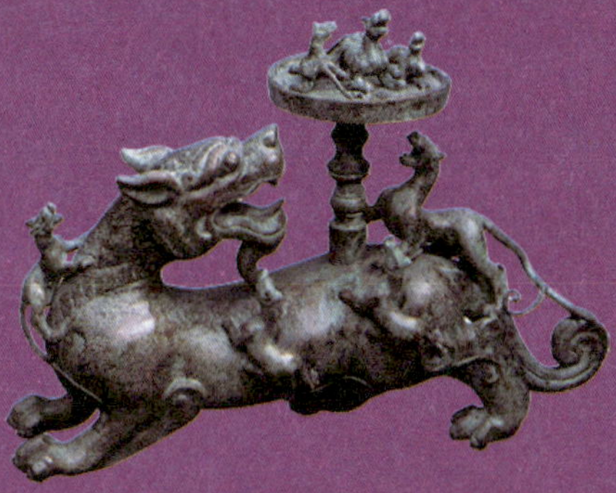

“保卫生命”：中西医学的共同使命

有一次在英国，一位朋友不小心扭伤背部，疼痛不已，当即联系医生。预约还算快，两天后就见医生了。然而医生奇怪地说："我还没见过才疼两天就来看病的。" 医生之所以这样说，是因为他认为这种情况没有什么好治的，通常只能等身体自行康复。除非很久时间不好，才会考虑做进一步的检查看看有没有其他原因。国外医生用药一般很严谨，不会像国内某些医疗机构一样乱开药。

不滥用消炎、止痛药是对的。这类药物有一定副作用，按照医学原则除非有必要才合理使用。不过，像这种情况，如果在中国，老百姓会有另外的处理方法，比如贴一帖止痛膏药，擦一点跌打酒、万花油，或者去做几次针灸、按摩，同样也不用吃药，但比消极休息好得更快、更彻底，而且也没有副作用。

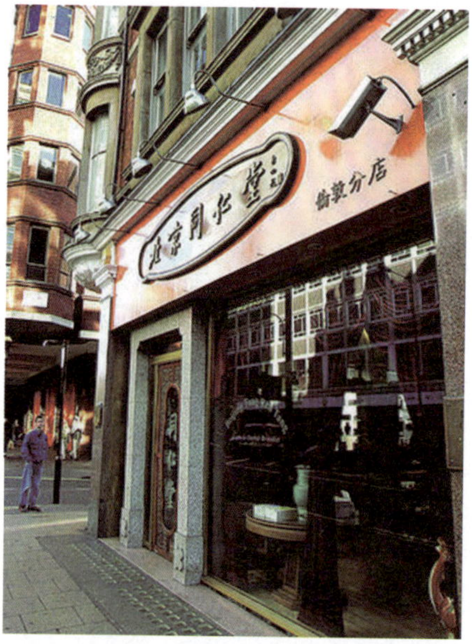

图1 唐人街的中药店

在国内，人们习惯见到那种摆满着中西药物的药店，可以根据情况选购使用。而在国外，除非到唐人街或特定诊所，否则很难买到中药或者得到中医药治疗。在国内，人们上医院的时候还会考虑：是去中医院还是西医院？在中国人的生活中有两种同等地位的医疗体系可供选择，这在其他大多数国家里是少见的。也许，只有身在异乡的时候，人们才充分意识到这一点给我们带来的便利。

一些外国人对此可能有疑问：中医是什么？医学为什么有两种？它们都是对的吗？也有一些人认为，只有西医才符合科学，其他医学都是落后的甚至不科学的。

科不科学，是一个理论问题。不过我们身边有着大量实例，证明中医中药、针灸按摩等传统医疗方法对很多疾病疗效很好。这一点已经得到越来越多国家人民的认可，有的国家已经将针灸或中药纳入到他们的医疗体系中。

这说明，人们看待医学的主要标准，既不是现代或古代，也不是抽象的"科学"或"不科学"，而是看它能不能治好病。因为，这是医学的根本使命。

人们经常说“医疗卫生”，卫生，可以理解为保卫生命，医学就是关于“保卫生命”的学问。中医和西医的目标是一样的，世界上还有其他国家和民族的传统医学，也同样如此。他们都是在“保卫生命”的旗帜下，根据不同民族各自的智慧，形成的独特理论和方法。

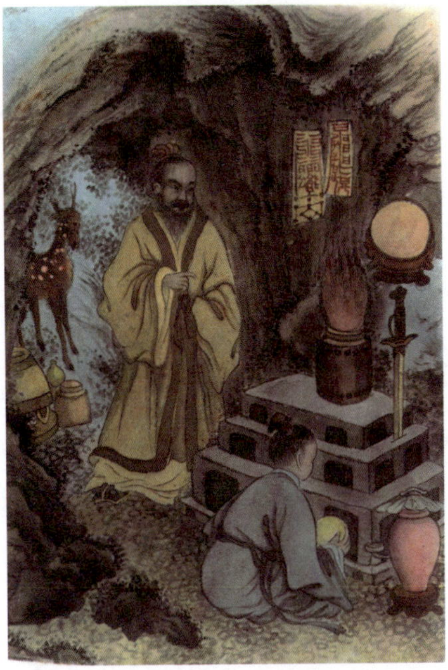

图 2 炼丹修道寄托着古人对长生不老的幻想

当然，从古到今，无论什么仙丹灵药、先进科技，都不能阻止人的衰老病死。医学实际所起的作用，只是让人的寿命更长久，活得更有质量和尊严。在这方面，现代医学和传统医学都能发挥各自的效果。所以，医学模式的多元共存对人类来说是好事，它为我们提供了更多的选择。

有人也许会说，既然现代医学与传统医学都有价值，为什么不把它们融合在一起呢？事实上，的确有许多医学家尝试过进行这样的工作。但是后来在研究中发现，由于各种医学形成的背景差异很大，它们看待人体和健康的角度不同，要想融合在一起，目前还是一件困难的事。因此，为了既充分利用现代医学的进步，又不轻易丢弃传统医学的成果，许多国家都认同多种医学体系合理共存的模式，其中尤其以我国的中西医并重政策成效最为突出。

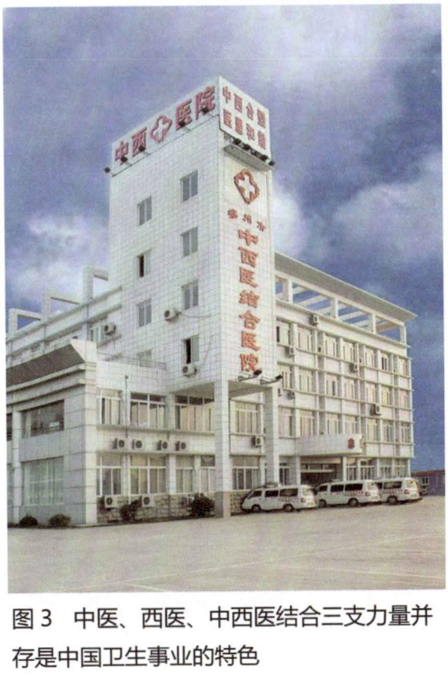

图 3 中医、西医、中西医结合三支力量并存是中国卫生事业的特色

但既然多种医学模式共存，人们自然免不了进行比较。在我国，关于中医、西医一直有不同的说法，例如有人说：慢性

病找中医，急性病找西医；内科找中医，外科找西医；中医治本，西医治标……这些说法对吗？既可以说对，又不完全对。其实，对中医和西医，并不是简单地说哪个好哪个不好这么简单的事。

这本小书名为《中西医道》。“道”有两个意思，一是道路，一是道理。就是想从两个方面来比较中西医的不同。一是发展道路，二是医疗原理。我们尝试分别从历史与文化、理论与实践的比较入手，使读者简明地了解中医理论和西医思维的各自特点。

尽管并非人人都想当医生，但“保卫生命”并不仅仅是医生的事，也是每个人自己的事。因此多了解一些关于医学的理论知识，对于人们选择合适的保健和治疗方法是有帮助的。

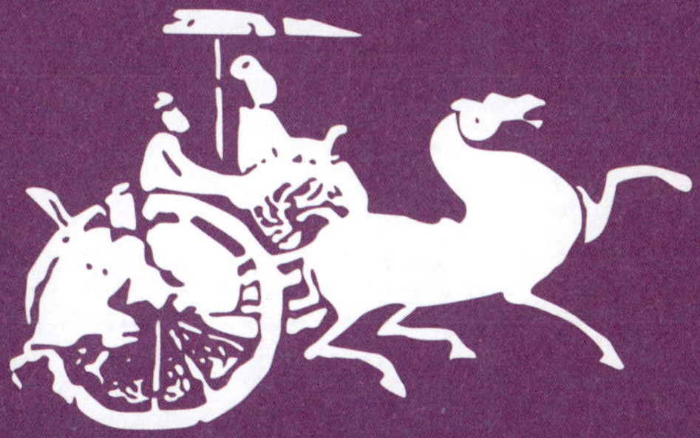

道路篇

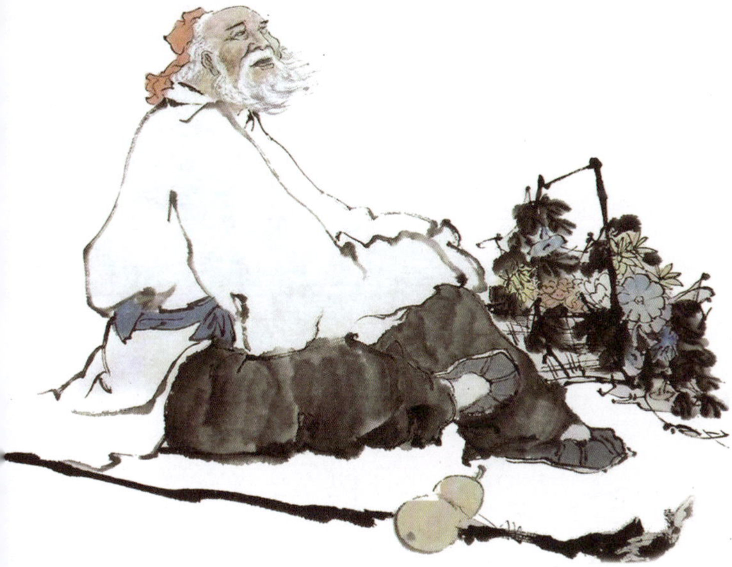

1 传统医学：多彩的世界医学文明

中医属于传统医学，但传统医学并非只有中医。世界三大传统医学，除中医之外还有印度医学和阿拉伯医学。今天世界上应用最为广泛的西方医学，又称现代医学，它的历史其实是相当短暂的。在它出现之前，世界各国都主要依赖传统医学防病治病。

为什么传统医学也有不同种类，它们之间又有什么区别呢？其实医学起源于共通的人类需求，只是在不同文化的影响下形成了不同的模式。

医学为“保卫生命”而诞生

世界各国文化差异很大，文明发展先后不同，然而不同医学的诞生有着共同的起点。

疾病与伤痛，自古与人类同在。世界各民族的祖先，其实都同样遭受着病魔的折磨。有些疾病曾被人们用地名来称呼，像“西班牙流感”、“香港脚”等，只是说明它在某地先发现或比较多见，绝不是只对某一地区的人致病。科学证明，人类的身体结构与生理病理是基本一致的，从远古以来，各地人类感染或罹患疾病的情况大致相似。人类自身有着衰老的规律，生活中难免有生活资料的争斗，接触动物也可能碰到传播疾病的寄生虫等，所以在远古人类的遗骸上，可以发现

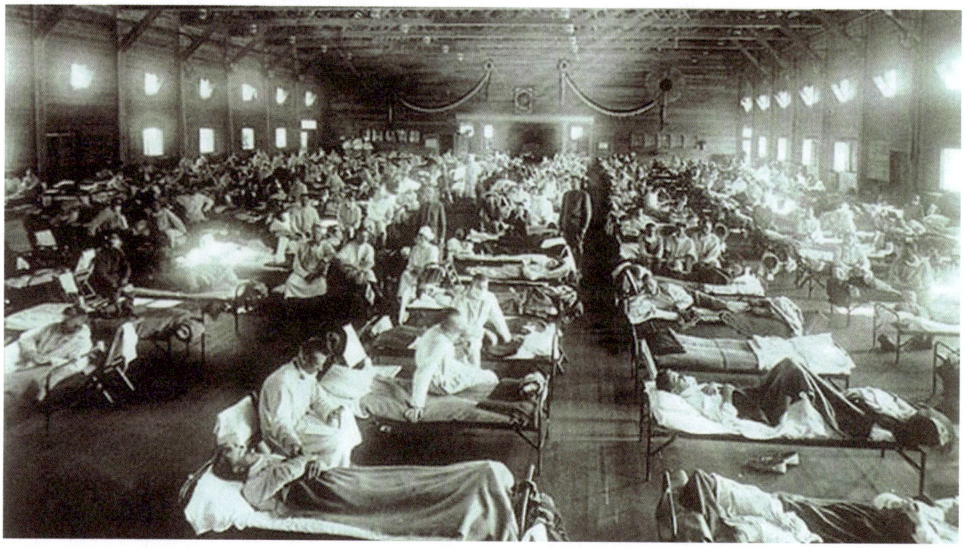

图 4　1918 年的“西班牙流感”流行时美国堪萨斯州一家军队医院的临时病房。该病曾在西班牙造成了 800 万人死亡，因而得名。实际上它肆虐全世界，并不仅侵犯西班牙一国

骨折、骨膜炎、骨坏死等病灶，个别还能看到梅毒、天花残留的痕迹。进入文明社会后，由于人群交往密切，聚居增多，又受到各种瘟疫的威胁。

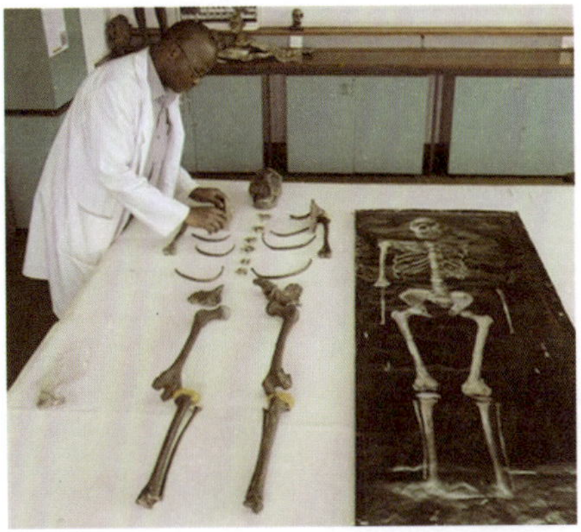

图 5　考古学上著名的“图尔卡那男孩”，它是发现于肯尼亚的距今 165 万年前的早期人类骨骼，骨骼上有着螺旋体引起的雅司病的病理特征

世界文明古国的医药都有悠久的历史。古代巴比伦大约在公元前 3000 年末和前 2000 年初在两河流域发展起来。到公元前 700 年，亚述征服了巴比伦。巴比伦和亚述的文明中，很重视占星术，这与医学也有密切的关系。他们认为身体构造符合于天体的运行，这种人体是个小宇宙的观念，与中国古代有相似之处。他们重视肝脏，认为肝脏是身体之主要器官，并用于占卜，对祭祀所用动物的肝脏检视极为精细。古代两河流域留存下来的关于医学的泥板书有 800 余块。从这些医学泥板书中可以看到，那时的医生们用药物、按摩等许多方法治疗疾病，所用的植物药物已有 150 多种，一些动物的油脂也被制成药膏用于治疗。在他们的记载中有咳嗽、感冒、黄疸、中风、眼病等许多疾病的名称。考古还发现约在公元前 1700 年已经有巴比伦王汉谟拉比制定的《法典》，其中有关于医疗法的规定，是世界最早的医疗法律。例如规定施行手术成功时应付给施手术者多少钱，如果外科手术失败则砍掉医生的手等。表明医生已经从祭司中独立出来，成了一种专门的职业。

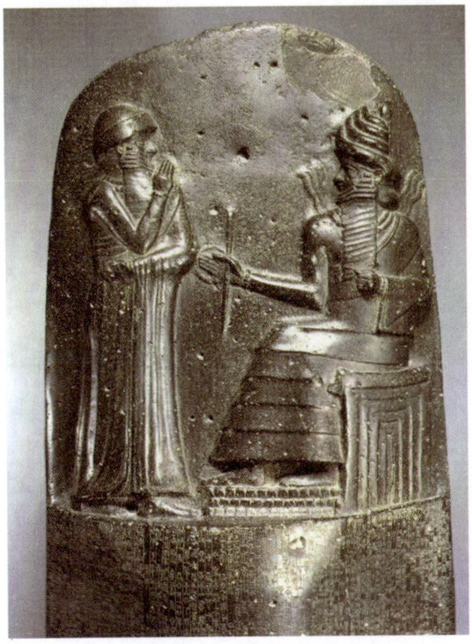

图 6　汉谟拉比法典

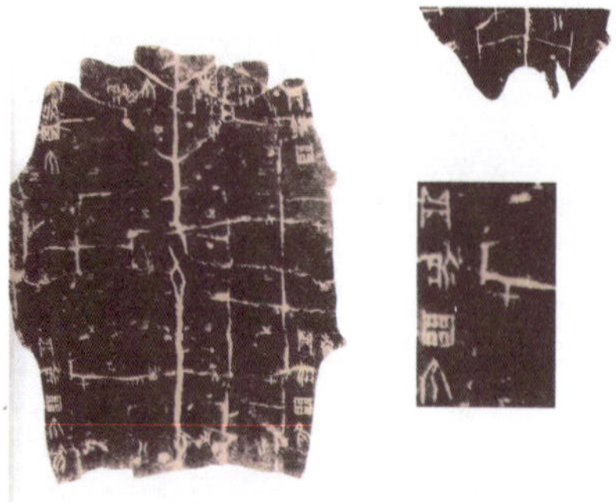

图 7　中国甲骨文中的关于疾病的记载。红框内的文字为“疾齿”

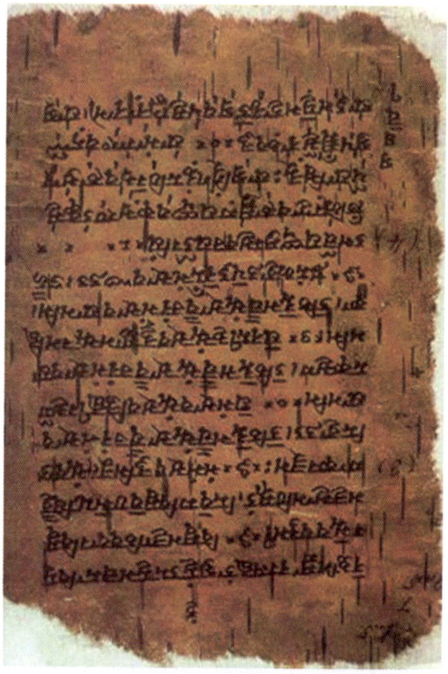

图 8　古代印度《梨俱吠陀》经书残片

在中国，传说医药体系在三皇五帝中的神农和黄帝时代（约在公元前 2400 年）就已创立。神农尝百草发现药物以治民病，黄帝则与岐伯等臣子一起研讨医学理论。尽管现存的《神农本草经》和《黄帝内经》并不是神农或黄帝的著作，但学者们认为不排除有些理论和知识确实是从上古时代流传下来的。在商代的甲骨文，以及在记载商周至春秋时期文化的《尚书》、《周易》、《诗经》和《山海经》等书籍中，都有许多关于医药知识的记载，在《周礼》中甚至还记载了最早的医学分科与医政管理制度。这些都说明中国医药学起源很早。

古印度传统医学阿育吠陀，首次记载于公元前 1500 年印度古老的诗歌总集《梨俱吠陀》，《梨俱吠陀》认为宇宙源于 5 种物质原素，即地、水、火、风、空。书中有“药草之歌”、“有关疾病的歌”、“有关衰弱的歌”等，提到了药用植物，并涉及到麻风、结核和外伤等疾病。印度古代文化典籍四吠陀中最晚成书的《阿闼婆吠陀》也较多地记载了医药知识，记述了 77 种病名，有创伤、蛇虫伤等病例，并记载了治疗药物。

在西方，埃及是地中海沿岸文明历史最悠久的地区之一。近代考古学发现了一份公元前 1500 年前的医学草稿，其中记载以前的埃及医生用蜂蜜、树脂和金属治疗伤口，它们有抗菌作用，还运用蓖麻油、无花果、糠麸、莨菪、茴香、芹菜、芦荟、藏红花和胡妥等天然药物来治病，治疗手段有催吐、下泄、利尿、发汗等法，并运用灌肠法。同时埃及富人因为迷信将死者遗体永久保存，约自公元前 3000 年左右开始实行尸体干化法，用香料药品涂抹尸体制成“木乃伊”，这对于人体构造的认识有很大的帮助，而且成为现代研究古代病理学的宝贵材料。

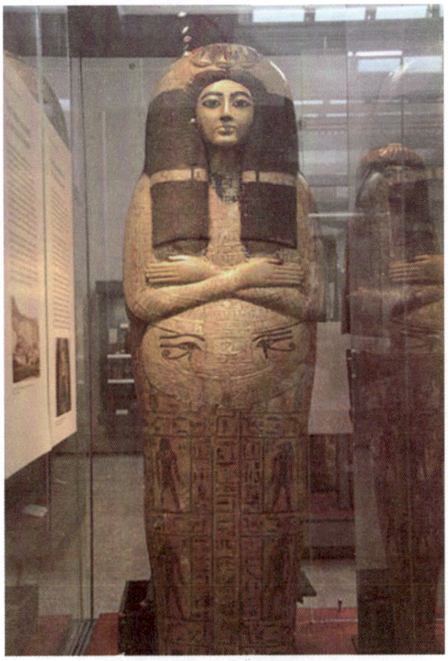

图 9　埃及木乃伊棺盖

医学体系各异其趣

早期人们的疾病和药物经验虽然有相似之处，但是当时没有一种共同的科学标准。在如何解释这些疾病和药物时，不同的文化有不同的理解。由于各个地区气候环境不同，人们获取生活资料的方式以及由此形成的风俗与观念不同，人类文明形成了各种不同的形态。医学在从经验向知识演进时，就受到不同文明独有的思维方式和哲学观念影响，不同地区逐渐形成了不同风貌的医学观念，所以传统医学并非只有中医药学一枝，世界古代几大文明体系都有自己的医药学。

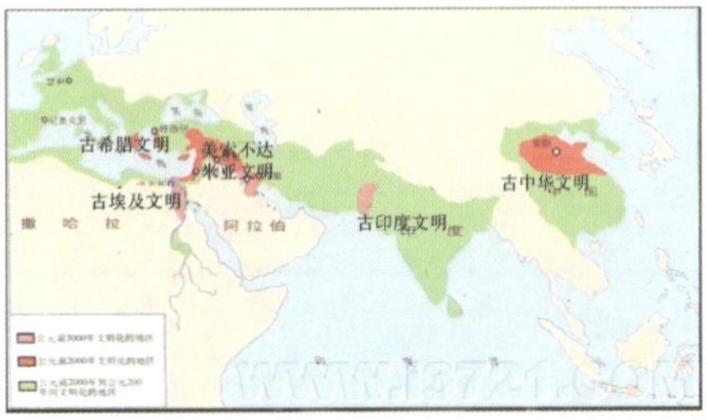

图 10　公元纪年前的世界文明古国分布

公元纪年前的几个世纪，是世界各种古典文明发展的一个波峰时期，各国的传统医学在此时相继成形。如中国的春秋战国时代（公元前 770—前 221 年）诸子蜂起，百家争鸣，《黄帝内经》的主要思想在这一时期成型；古希腊哲学在公元前 6 世纪和公元前 5 世纪群星璀璨，古希腊医学的奠基人希波克拉底大约出生于公元前 460 年；印度释伽牟尼降生于公元前 632 年，而古印度阿育吠陀医学也定型于这一时期。

各国传统医学虽然使命相同，但理论却各异其趣，带有各自文明背景的特点。

古代欧洲医学：地中海的伟大孕育

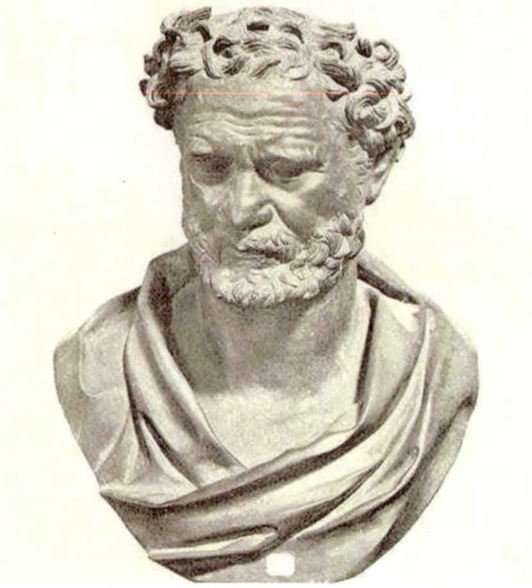

图 11　最早提出“原子说”的古希腊哲学家德谟克利特

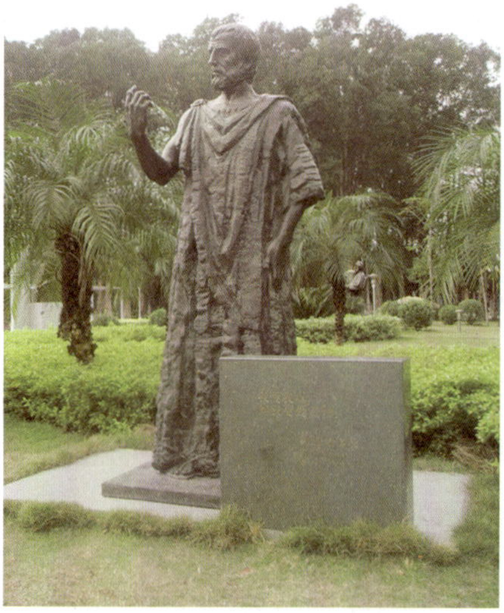

图 12　伟大的学者亚里士多德

地中海是孕育古代西方文明的圣地。在它的沿岸，活跃过古代埃及、亚述、巴比伦、古代希腊、古代罗马、拜占庭以及阿拉伯等赫赫有名的帝国。

公元前 6 世纪是古希腊文明的发达时期，哲学学术得到空前发展。哲学家群星璀璨，各种有关世界本原的思考启迪后人。如泰勒斯（Thales，约公元前 4 世纪）认为世界的本源是水，依他的见解，水是一切物质的基础。赫拉克利特（Heracletus，公元前 5 世纪）认为火是万物的本源，万物处于永恒的运动变化之中，他有句名言“人不可能两次踏进同一条河流”。德谟克利特（Democritus，公元前 460—前 370 年）提出物质是由极小的原子（Atoi）构成的，这些原子在不断运动着，时而结合，时而分离。恩培多克勒（Empedocles，约公元前 483—前 423 年）进而提出，一切物体都是由四种元素组成的，即火、空气（风）、水和土（地），这四种元素以不同数量比例混合起来，成为各种性质的物体。恩培多克勒同时也是著名的医生，他把四种元素理论应用到医学上，认为肌肉的形成是由于四种元素等份量的混合，神经由火和土与双倍的水结合而成，动物指甲的形成是神经与空气接触表面受冷的结果。骨骼由两分水、两分土和四分火混合而成。汗和泪是由一部分血液变来的，这血液被温度搞得流动性较大、更精细，因而能够流淌出来。而著名的古代学者亚里斯多德（公元前 384—前 322 年）重视生物学，曾进行简单的比较解剖学。他认为心脏是感觉活动的根源，这一点与古代中国相似。在吸收了埃及、巴比伦和亚述医学的基础上，古希腊医学以意大利半岛东南部地中海沿岸为中心，逐步发展起来。

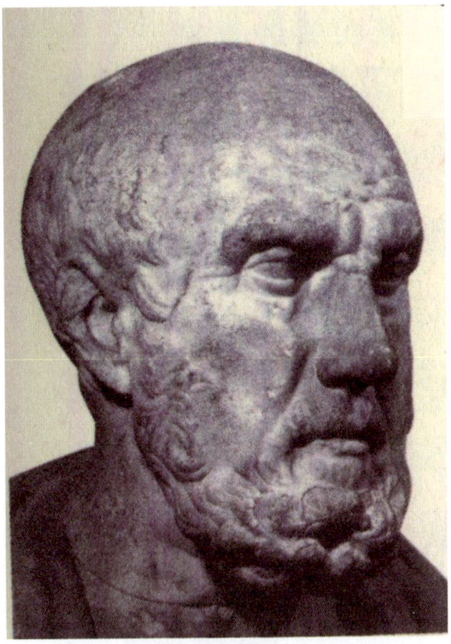
图 13　古希腊医圣希波克拉底

公元前 430 年，古希腊文明的中心雅典发生了可怕的瘟疫，夺去了许多人的生命，恐惧的人们纷纷逃离这个城市。这时却有一位青年，专程赶来雅典，而且还专门前往瘟疫最严重的地方调查疫情，救治病人。他细心地发现，全城只有每天和火打交道的铁匠没有染上瘟疫，由此他设想或许火可以防疫，于是让人们在全城各处燃起火堆。的确，火光在温暖人们无助的躯体同时，也隔绝了病魔，瘟疫逐渐平息了。这个由此获得人们称颂的人叫希波克拉底（Hippocrates），来自小亚细亚科斯岛的一个医生世家。他从小就跟随父亲学医，父母去世后一直在地中海沿岸各地游历和行医，为雅典扑灭瘟疫这一年他 30 岁。在随后的岁月里，希波克拉底成长为古希腊最有名的医家。

在希波克拉底时代人们用各处巫术治疗一种“神圣病”，希波克拉底针对这样的治法说：“受谴责的应该是人类，而不是神。”他认为这种病与其他病一样是人体的体液出了问题才发生的。

所谓体液，是在恩培多克勒的四元素基础上提出来的一种人体生命学说。希波克拉底认为：“人体内有血液、黏液、黄胆液和黑胆液，这些要素决定了人体的性质。人体由此而感到痛苦，由此而赢得健康。当这些要素的量和能互相适当结合，并且充分混合时，人体便处于完全健康状态。当这些要素之一太少或过多，或分离出来不与其他要素化合时，人体便感到痛苦。”这四种体液的不同配合使人们有不同的体质：性情急躁、动作迅猛的胆汁质；性情活跃、动作灵敏的多血质；性情沉静、动作迟缓的黏液质；性情脆弱、动作迟钝的抑郁质。人之所以会得病，就是由于四种液体不平衡造成的。而液体失调又是外界因素影响的结果。所以他认为一个医生进入某个城市首先要注意这个城市的方位、土壤、气候、风向、水源、水、饮食习惯、生活方式等等这些与人的健康和疾病有密切关系的自然环境。

治疗方面，希波克拉底注重“自然疗法”，他说：“自然，取之于彼，施之于此，彼处之减少，恰是此处之增多。”“自然力是疾病的医生。”要求医生不要妨碍病理变化的“自然”过程，只是根据情况用放血或某些草药来帮助人体减轻症状以康复。

在公元前 4 世纪以后，希腊医学逐渐衰落。

大约在公元前 2 世纪，罗马人南下征服了南部的希腊城市，控制了整个意大利半岛。古罗马此前也有自己的医学成就，后来继承了古希腊的医学文明，并进一步发展。在公元 2 世纪，“神圣的医生”盖仑出现了，标志着罗马医学达到高峰。

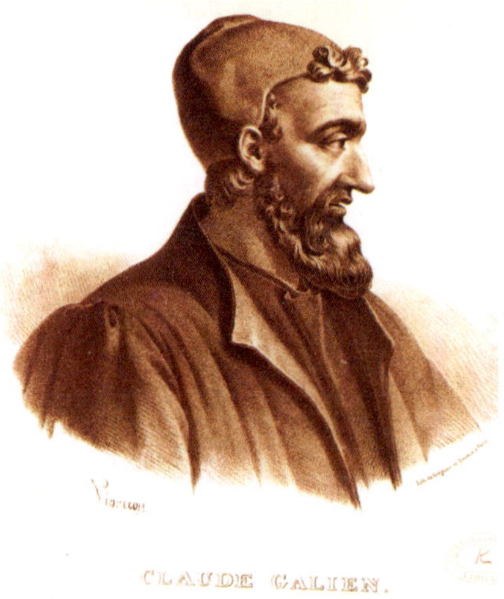

图 14　盖仑

盖伦（Galen，129—200）生于小亚细亚爱琴海边一个建筑师家庭，他早年跟随当地柏拉图学派的学者学习，17 岁时跟随一位精通解剖学的医生学习医学知识。他深得罗马皇帝奥里略欣赏，并成为宫廷御医。盖仑一生写了 131 部著作，其中《论解剖过程》、《论身体各部器官功能》两书阐述了他自己在人体解剖生理上的许多发现。当时由于人体解剖是被严格禁止的，盖仑只能通过对猪、山羊、猴子和猿类等动物进行解剖。他考察了心脏的作用，并且对脑和脊髓进行了研究，认识到神经起源于脊髓，区分人体有消化、呼吸和神经等系统。他把在动物实验中获得的知识应用到人体中，对骨骼肌肉做了细致的观察。

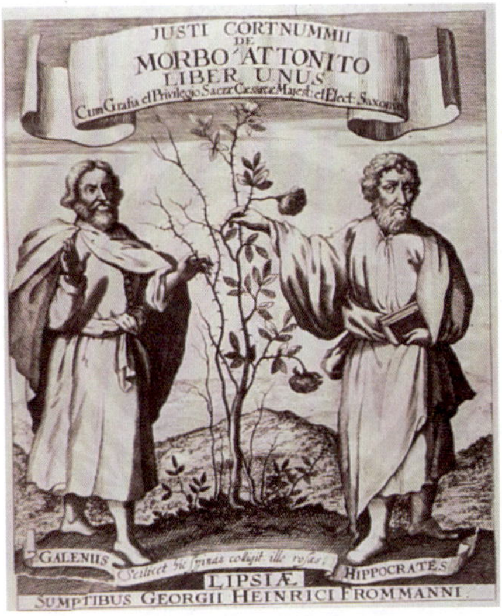

图 15　盖伦与希波克拉底

但是在对生命的解释上，盖仑仍然吸收了古代希腊哲学和医学的观点。他根据亚里士多德的说法，将地球上的生物分为三个类型：植物型、动物型和人型，分别具有“自然灵气”、“动物灵气”和“生命灵气”。后一种同时具备前面的一种或两种，所以人类三种灵气都有。盖仑设想这三级活力都位于某个内部器官里，即分别在消化系统、呼吸系统和神经系统里，它们都发源于一个共同活力——纽玛。他继续发展希波克拉底的体液论，认为不同的体液既影响体质也影响心灵。

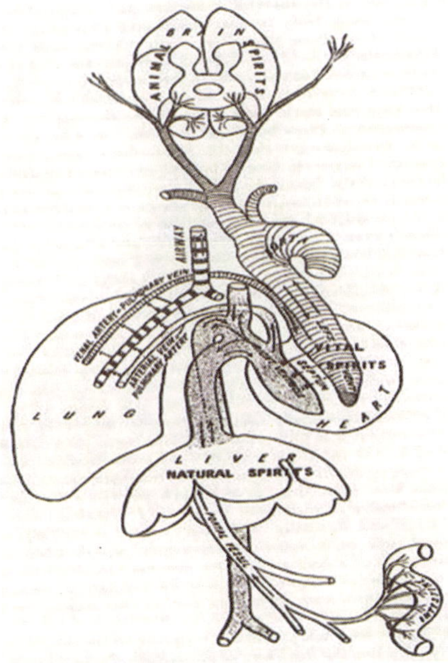

图 16　盖仑的血液理论

由于以解剖为基础，盖仑对生理的解释建立在观察之上。他认为肝是有机体生命的源泉，是血液活动的中心，已被消化的营养物质由肠道被送入肝脏，乳糜状的营养物在肝脏转变成深色的静脉血并带有自然灵气。带有自然灵气的血液从肝脏出发，沿着静脉系统分布到全身。它将营养物质运送至身体各部分，并随之被吸收。只不过他没有认识到血液是循环的。

盖仑时代的治疗手段也是以天然药物为主，他对植物、动物和矿物的药用价值作了比较深入的研究，他的药物学著作记载了植物药 540 种，动物药 180 种，矿物药 100 种，对药物的研究卓有成效。

公元三四世纪以来，各个古老文明地区又不约而同地陷入了混乱状态。在欧

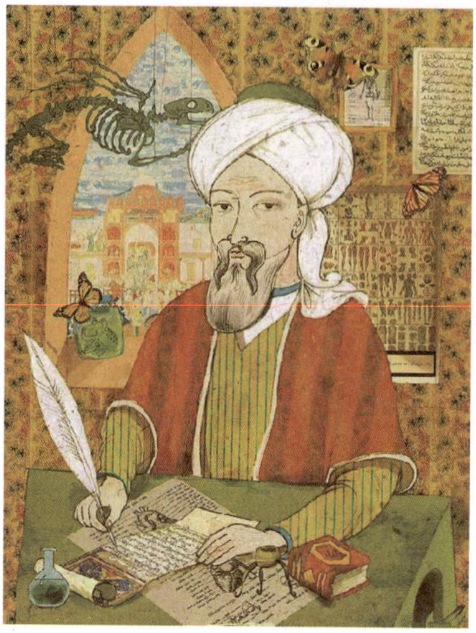
图 17　阿维森纳

洲，公元前 395 年罗马帝国分裂，西罗马帝国于 476 年亡于蛮族人（日耳曼人、法兰克人、西哥特人、汪达尔人等），分裂成好几个蛮族王国。东罗马帝国以拜占廷的名称保存下来，在医学的编集与继承方面继续有所发展，至 15 世纪才被土耳其所覆灭。西欧从公元 6 世纪到中 13、14 世纪，由于宗教的神权处于至高无上的地位，抑制了自然科学的发展，这个时期被称为黑暗时代，科学进步很小。医学也由僧侣掌握，成了所谓“寺院医学”，把治愈与“神圣的奇迹”联系在一起，这阻碍了医学的发展。倒是七八世纪兴起的阿拉伯帝国，在文化上注重继承古希腊罗马的文明，以希波克拉底的医学为基础形成了尤纳尼医学。尤纳尼就是阿拉伯语“希腊”的意思，它继承了体液论的学说，同时又有所发展。拉齐（865—925）百科全书式的著作《哈威》（al – Hdwi）和伊本 · 西那（拉丁名阿维森纳，980—1037）的《医典》，均成就突出。尤纳尼医学目前在许多地区仍然存在并发挥作用。

阿育吠陀医学：印度河畔的奥义

印度是世界文明古国之一，大约在公元前 4000 年末至前 3000 年初文明开始得到发展。印度文明中早期的吠陀文化与中期的佛教文化都对医学有重要的影响。

在印度，所有的知识体系都被说成是始于神创，医学也不例外。最重要的医学经典《阇罗迦集》与《妙闻集》虽然成书较晚，但反映的是公元前五世纪左右的内容。《妙闻集》记载，众多贤人围绕在迦尸国王、圣者德罕温塔里周边，请求传授医术，于是德罕温塔里传授源自阿闼婆吠陀的阿育吠陀（Ayurveda，直译为生命学问），分为八科：①一般外科学，②特殊外科学，③体疗法，④鬼神学，⑤小儿科学，⑥毒物学，⑦不老长生学，⑧强精学。

阿育吠陀的理论是独特的，它认为健康是机体的三种原质——风、胆、痰正常配合的结果。古印度人认为三者必须均衡才能保持人体的健康，一旦紊乱，人就会患各种疾病。人的体质也分成风、胆、痰三类。具体到人体内部，则有 7 种成分，即血、肉、骨、精、脂、骨髓和乳糜（消化的食物），这 7 种成分均来源于食物。另外有 6 种排泄物：尿、粪、汗、黏液、发爪和皮屑。他们认为一切疾病皆来源于体液、身体成分和排泄物的紊乱。

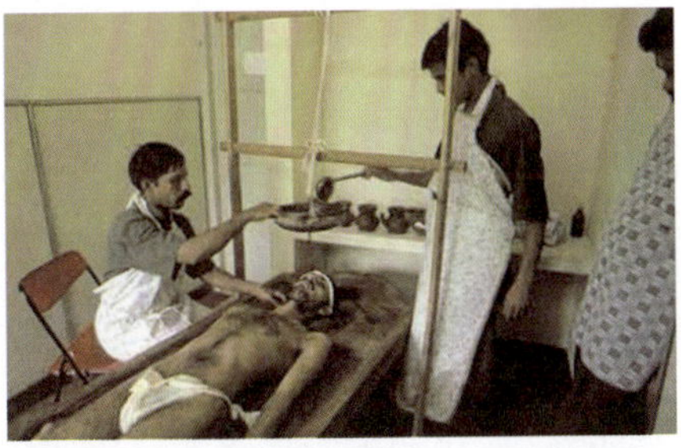

图 18　阿育吠陀的滴油疗法，有助于冥想入静，缓解焦虑

另外，阿育吠陀也注重疾病的社会因素。在诊断时，把病人的年龄、居住环境、社会及文化背景及其体质都考虑在内，主张健康是整体生活的健康，而不仅仅是肉体的问题。

古印度的医生们根据以上理论来分析和使用各种药剂，他们认为各种药剂都有独特的维尔耶、毗婆迦、拘那之性（即物理性质、化学成分和生理活动），三者共同作用，调节机体的紊乱。阿育吠陀也有类似于经络、穴位的认识，并且使用针刺治病（主要是放血）。

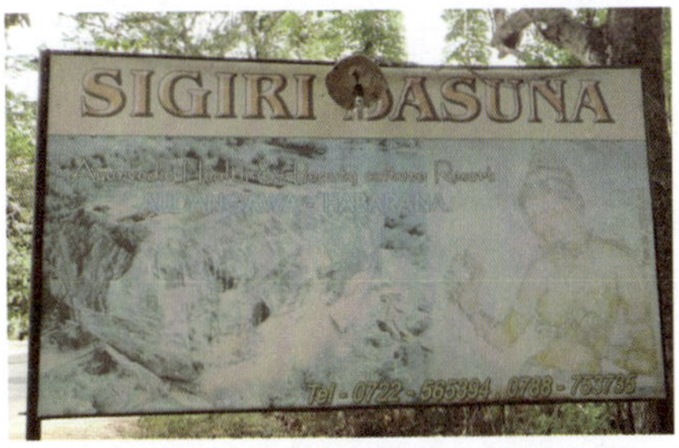

图 19　南亚地区仍有许多阿育吠陀医疗保健机构

除阿育吠陀外，古印度还有悉达医学体系，这一体系与阿育吠陀医学体系非常相似，但更为注重灵魂和肉体的双重不朽，冥想和瑜伽是其重要的修炼方式。

阿育吠陀的三原质说，到佛教兴起后，变成了四大说。佛教医学认为人体由地火水风四种元素构成，疾病就是四种元素的平衡被打破的结果，称之为“四大不调”。有的学者认为这是受到古希腊医学的“四体液说”影响的变异。现在印度仍将阿育吠陀医学纳入教育与医疗体系加以研究和发展。

印度古典医学两本经典著作《阇罗迦集》（Caraka Samhita）、《妙闻集》（Susruta Samhita）大约成书于公元 1 世纪。在理论上，它们主要是延续风、胆、痰三元质说，但在技术和手段方面有较大的进步。《阇罗迦集》长于内科，而《妙闻集》以外科为主。

阇罗迦是贵霜王朝的一位御医，他曾说："如果知道世间任何一种品物都具有一定的'理'与'目的'，则可以说没有不是药物的东西。"他的书中记载了2000多种草药，将它们分成三类："治疗疾病，损害身体，有益健康"。书中按照动物、植物和矿物来归类药物，动物类药物包括蜜、乳、胆汁、脂肪、骨髓、血液、肉、尿便、皮肤、精液、骨、腱、角、爪、蹄、毛发、体毛等；植物药包括根、皮、叶、花、实五类，但提出了认识药物的20种"质"的理论：重、轻，冷、热，湿、干，缓、急，动、静，软、硬，清、黏，滑、糙，微、粗，固、液；矿物药包括盐类、宝石类等。另外，阇罗迦对瑜伽术也作了总结，发展了这种注重心身结合的健身锻炼方法。

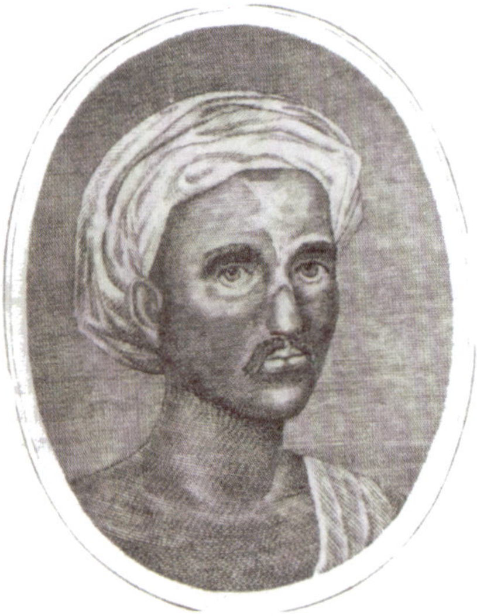

图20　鼻成形术后的病人

《妙闻集》的作者苏斯鲁塔则是外科专家，他应用包括十字钳、镊子、类撬锁器、管状器、探条和刀、剪、锯、尖针、斧、钩等工具，进行了诸如颈部肿块、扁桃体切除等121种外科手术。其中鼻成形术最为有名，因为在古印度，对通奸者的惩罚是割掉鼻子，于是有这种手术的需求。据苏斯鲁塔记载：手术时先从一种植物取下与割掉的鼻子大小相同的一片叶子，放置于病人的面颊上，以叶子为模子顺着边割下一块同样大小的皮肤，然后外科大夫把这片皮肤贴在断鼻残根上，并缝合取走皮肤的部位。随后，还要对着鼻孔放置两根中空的芦苇，让病人能正常呼吸。如果鼻子显得过大，大夫就会撤掉重新再来一遍。《妙闻集》还记述了外科人员的培训方法，要求先在模型继而在动物尸体上练习各种外科操作，最后才在人体上动手术。

在公元370年，印度出现了笈多王朝，到5世纪中期因匈奴人入侵而陷于国土分裂。相当长的时间里印度的教派与国别林立，直到16世纪莫卧儿王朝兴起前一直未能形成统一的政权。这一时期，重要的医学成就有 7 世纪时阿育吠陀的另一部专著《八心集》（Astangahrdaya–samhita），作者婆拜它，将阿育吠陀医学的内外科进行折衷综合。

中医药学：黄土地诞生的奇迹

中国的春秋战国时期，诸子蜂起，百家争鸣，中华文明出现爆发式增长。儒、道、法、阴阳、兵等各家学说，都对医药理论的形成产生了较大影响。中医最重要的经典《黄帝内经》的主要思想就形成于这一时期。

中华文明最重要的发源地是我国的黄河流域，源远流长的文明史和农业经济的高度发达，使它较早成熟发展，向其他地域辐射，带动着中国古代文化一体化的进程。中原地带特有的环境气候与农业文明的需要，使早期的中华文明已经高度注意人与自然界的关系，在气候历法方面有突出的成就，并进而在对自然的观察中形成了阴阳、五行和天人相应等独特的哲理思想。

《黄帝内经》的内容包括阴阳五行、五运六气、脏腑经络、病因病机、诊法治则、针灸方药、养生预防等各方面，并涉及习医、行医的医德要求、心理学、时间医学、地理医学、气象医学等。它对生命的认识，具有深刻的中华文明特色。

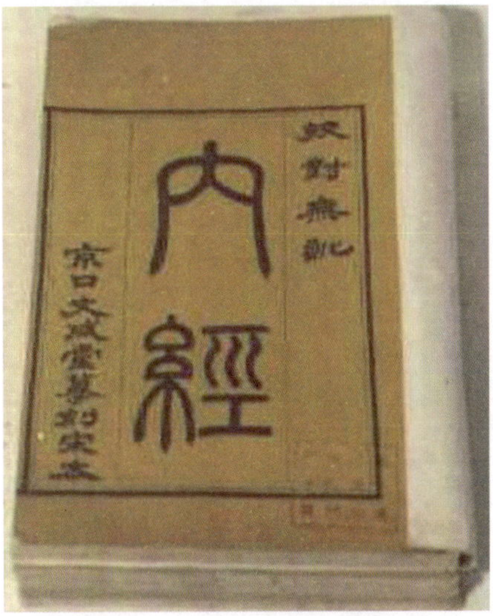

图 21　中医经典《黄帝内经》

在这本书里，黄帝感叹"天道"像深渊，像浮云，深渊虽深也还有个底，而浮云真是来去无踪啊！面对浩淼的自然，人类当时的能力实在难以测量和把握。但以农业为基础的中国文明，在长年的天文历法观测中却悟透了支配自然的一个规律——时间节律。岐伯告诉黄帝说，大自然一年的变化，不过是生、长、化、收、藏 5 个字；相应地，任何生命体，逃不过生、长、壮、老、已的规律。

时间的变化看起来只是太阳（阳）与月亮（阴）的交替，但是这种交替在一年中有着渐在的变化。也就是说，阴阳的消长变化，支配着生长化收藏或生长壮

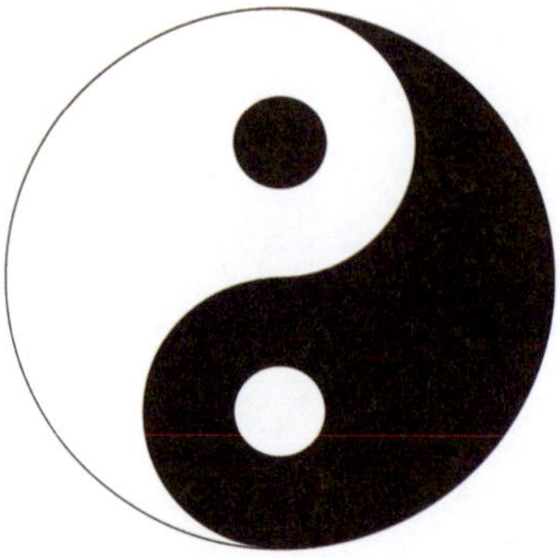

图 22 阴阳是中医最重要的概念之一

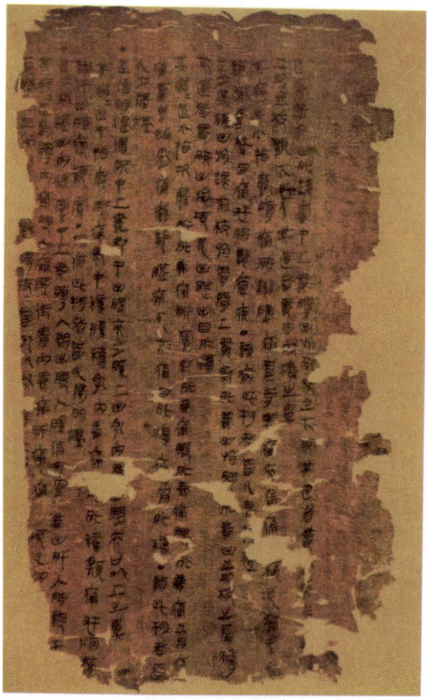

图 23 马王堆出土的最早经络文献——阴阳脉灸经

老已的进程。《黄帝内经》意识到，就像太阳在自然中的意义一样，人体内的“阳气”是生命力的来源，它的衰减是人体衰老的根本原因。

对于疾病，《黄帝内经》中的疾病观建立在“阴阳平衡”与“邪正论”的基础上。人体阴阳虽然随生命年龄有所变化，但在不同阶段它们的消长是有规律的、平衡的，这时人体处于正常状态。而疾病的原因则是“邪气”的侵犯，扰乱了阴阳的平衡。邪气主要指外界的各种变化因素，尤其是气候的变化。人体本身有抵御邪气侵扰的能力，叫做“正气”，它包括身体和精神两方面的状态健康。但如果正气不敌邪气，失去了恢复和维持平衡的能力，疾病就发生了。

中国文化中也有对世界组成元素的猜想，即金、木、水、火、土五行学说。它也认为万物是由这些元素组成的，人体也包含这五种元素。体内与体外相同元素的事物还可以互相感应。像人的肝脏属于木，春天也属于木，那么肝脏在春天就比较强盛。

在治疗方面，《黄帝内经》时期主要应用药物和针灸治疗。这本书虽然对药物谈得不多，但从与其时代相近的出土文献可以得知，战国和秦汉时期中医应用药物的方法已经很成熟，既有单方，也有复方，有多种不同的剂型；至于针灸，古代中医最神奇的发明之一经络学说已经成熟，人们依据经络理论指导来刺激特定的穴位，而起到调整全身的功用。

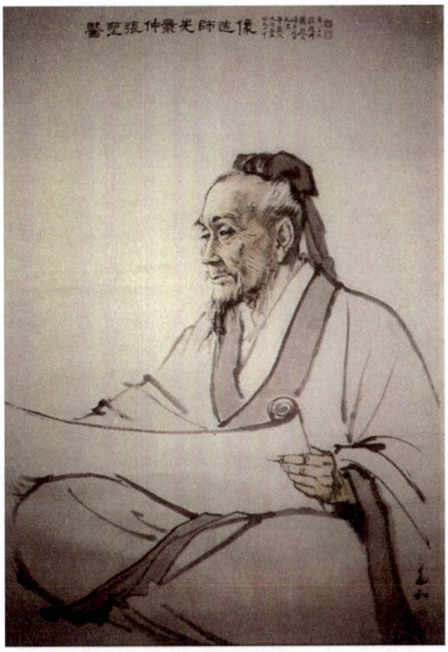

图 24 张仲景

东汉末年（公元 2 世纪后期），中国也诞生了杰出的医学家张仲景，他在中医学中有“医圣”之称，这一声誉源自他的著作《伤寒杂病论》（后来分成《伤寒论》和《金匮要略》两本）。在他生活的年代，著名的药物著作《神农本草经》已经成书，而且已经有了《汤液经法》等复方著作。张仲景的伟大之处在于他创造性地将一系列方药用于治疗“伤寒”病，这是当时对外感性流行性疾病的通称，张仲景家族曾经受到这类病的重创，200 多口人在 10 年之内有一半因此而去世。于是张仲景在著作里对这类病展开了细致的观察和研究，将发病后的不同阶段和状况分成“六经”证候，根据疾病症状细微的变化来调整和搭配不同的药物，而且成效显著。这样就奠定了中医“辨证论治”的基础。

在经历三国、魏晋、南北朝数百年的分合动乱后，公元 7 世纪时唐朝重新崛起，此后宋元明清各代基本维持稳定的发展。在此期间，中医药学出现了三次大的分化与充实。第一次是晋唐时期的专科分化，主要是将基本理论应用于不同专科，从而使内、外、妇、儿、骨伤等都有了专门的知识，著名的《备急千金要方》、《新修本草》等汇集了医学和药物两方面的知识。第二次是宋金元时期的普及与争鸣，最重要的表现是金元四大家围绕着关于疾病机理和治法形成了不同学说，例如形成了寒凉派、攻下派、补土派和滋阴派，实际上是从不同角度丰富着中医学的治疗法则。第三次是明清时期辨证理论的深化和对病因的再认识，无论是吸收理学思想从而形成更成熟的思维，还是在实践中越来越丰富的经验知识，都达到了一

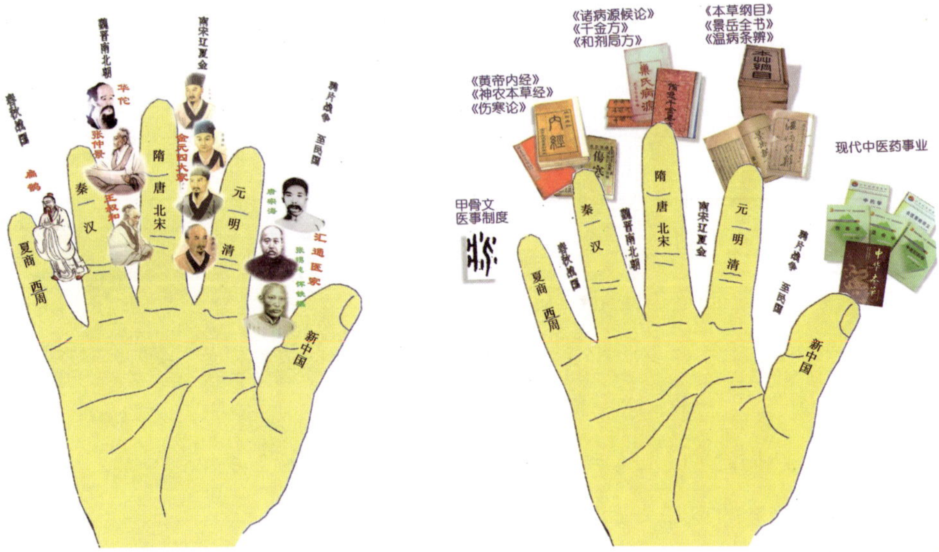

图 25 中医发展的历史有起有伏，乱世名医出，盛世巨著多。其重要标志事件、人物和著作可以浓缩在两张指掌图中

个高峰，而且在外感疾病的治疗方面分化出温病学说，增强了对感染性疾病的应对能力。

中医学上述不同阶段的发展，都是在一个基本相同的文化背景下完成的，它适应社会环境与疾病谱的变化，不断充实和提高，从而表现出极强的生命力。

古代美洲医学：失落的传统文明

古老的美洲的印第安人，也曾经创造过灿烂的文明。虽然近代西方文化的入侵使古老的文明濒于灭绝，但部分保留的文献和民间的部分传承，仍能使人们了解它们的部分面貌，其中也包括医学。

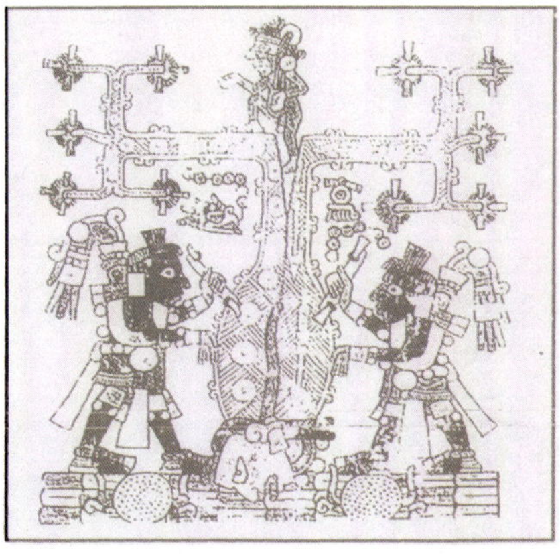

图 26 玛雅人观念中的宇宙树

玛雅文明是美洲古代印第安人文明的杰出代表，主要分布在中美洲与南美洲。玛雅文明约形成于公元前 2500 年，一直延续到 16 世纪西方殖民者入侵之时，其中以公元 3—9 世纪为繁盛期。玛雅文明的成就

是多方面的，但自 1521 年西班牙征服玛雅后，大肆摧毁其文化与图书，使其文化受到损毁，包括玛雅医学也没落了。

玛雅人对宇宙的认识，体现在其所构造的一种中央宇宙树模式上。中央宇宙树有明暗之分，宇宙树的中央是太阳光。玛雅宇宙观是以中央宇宙树为宇宙的主轴，而树立在东、西、南、北方基点的四棵方位树支撑着天蓬，象征时间的开始。中央宇宙树的顶端上达于十三重天层世界（日、月、星辰）宇宙的最高处，有如天梯；其根又下达于九阶地下层世界。中央宇宙树干中空，天层世界的能量通过中央宇宙树与地下层世界连成一气。

有史学家认为玛雅文明与中国古代文明有某种渊源，玛雅医学的一些理论确实与中医有某些相似之处。在哲学上，玛雅强调二极的对应观念，认为两极是宇宙创生的规律，它们彼此相对又互补互动，相互循环不已。玛雅强调风为主要致病因素，风有自然风（包括四方风、山林之风和食物等自然病因）与超自然风（指鬼神因素）。玛雅医学古抄本还记载，根据日历周期 260 天，每一天都有一位日神主宰人们的活动和疾病，反映了时间与疾病的联系。

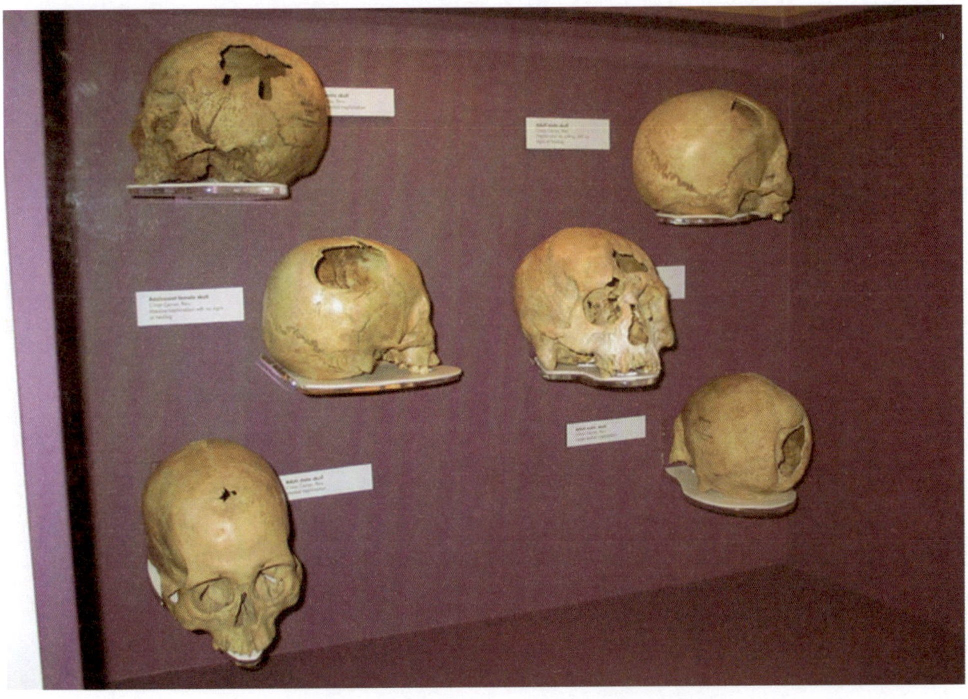

图 27　古代印加人的头骨显示，当时已掌握了开颅手术

玛雅人对疾病的病机、病理也区分虚寒与实热。生活中也将食物、植物、药物分为热性和寒性，根据疾病特点有针对性地应用。治疗方法中最具有特色的是祷告，其次是本草药、药浴、拔罐与针刺法。药物大部分用生药和单味药，也用复方方剂，对250多种药物有较多了解。有的玛雅针刺医生能画出经络的循行路线，知道选用的“穴位”多达50多个，运用针刺治疗痛症及肿胀，也常用针刺放血来祛除风邪病气。

美洲大陆另一种古老的阿兹特克文明，也曾经有过发达的医药知识。在该文明所在的一些城市里有规模很大的植物园，他们把1200多种植物分为食用和药用两大类，像奎宁、毛地黄等都已得到应用。在酋长宫廷、城市有诊疗所和医院，甚至在学校中还有医药类专业教育。

南美洲的印加文明，也擅长用草药治病，拥有近600多种草药的知识。他们对麻醉药物颇有研究，掌握开头颅的外科技术，和埃及人一样能制作木乃伊。

世界传统医学多元共存的状况，说明了一个现象：科学与文化息息相关。在古代各大文明相对独立发展的条件下，各种医学理论是自成体系的，有的富有哲学的意味，有的带着宗教的影子。但由于医学的共通特性，它们对疾病的描述有许多相似，治疗手段也可以互相影响。例如针灸是中医发明的，但一样可以治疗欧洲人；美洲人最先应用金鸡纳治疗疟疾，后来在世界各国都得到广泛应用。

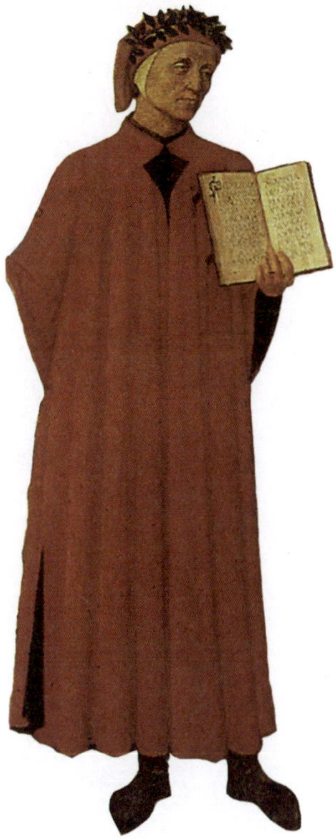

2 科学带来的转折：异军突起的近代医学

与传统医学相对的是现代医学，因为它诞生于近代，在医学史上准确的叫法是近现代医学。而由于它诞生于西方，人们又习惯地称为西方医学。

在世界历史的近代时期，近现代科学在欧洲的兴起，对于整个世界来说都意味着一场大转折的来临。科学前所未有地改变了人类社会的面貌，也改变了医学的模式。近现代医学就是这种科学的产物。近现代医学与传统医学区别在何处？变化又是怎样产生的？值得人们去了解和思考。

文艺复兴与科学革命

近代科学的兴起

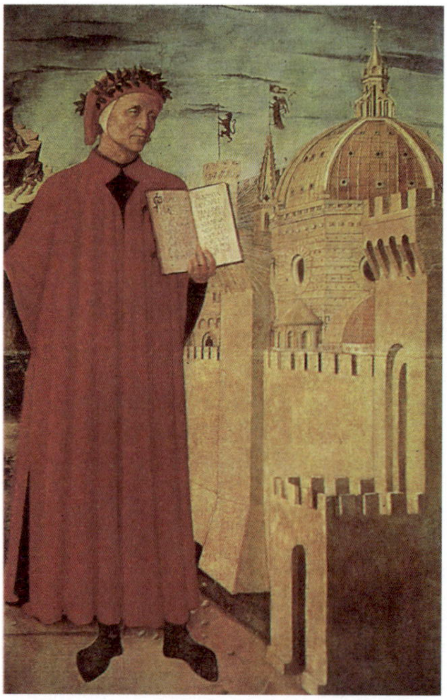

图 28　但丁的《神曲》批评和揭露中世纪宗教统治的腐败和愚昧，被认为是文艺复兴的开端

欧洲的中世纪曾被称为“黑暗的时代”，时间始自西罗马帝国灭亡，迄于英国资产阶级革命开始。在这个时期，基督教教会势力强大，思想文化和文学艺术领域都要遵照《圣经》教义，不得逾越。到了中世纪后期，随着商品经济的发展，市民社会的形成，宗教势力有所减退，于是在知识学术界兴起了回归古希腊和古罗马文明的风气，即所谓“文艺复兴”。

文艺复兴时期最早从 14 世纪的意大利发端，在 15 世纪后期扩展到西欧各国，16 世纪达到鼎盛。以弘扬古希腊罗马文明为开端，激发了整个社会的进步。在这个时期，但丁的《神曲》、莎士比亚的戏剧和塞万提斯的《堂吉诃德》等张扬着人性解放的精神，哥白尼的日心说、伽利略的科学实验等反映着自然科学的进步，地理大发现则在许多方面改变了世界的格局。

从文艺复兴引发的科学技术发展，推动了18、19世纪的工业革命。18世纪中叶，英国人瓦特改良蒸汽机之后，由一系列技术革命引起了从手工劳动向动力机器生产转变的重大飞跃，很多以前依赖人力与手工完成的工作自蒸汽机发明后被机械化生产取代。这使人类社会发生了巨大的变革，对人类的现代化进程起到不可替代的推动作用。

古希腊的自然科学传统，在文艺复兴时期得到新的重视。16和17世纪时，新的科学方法论得以确立。

英国哲学家培根（1561—1626）提出，获得真正的知识过程中不能带有成见，必须以感官经验为依据，不能主观猜想。他主张以实验和观察材料为基础，经过分析、比较、选择、排除，通过归纳法得出正确的结论。

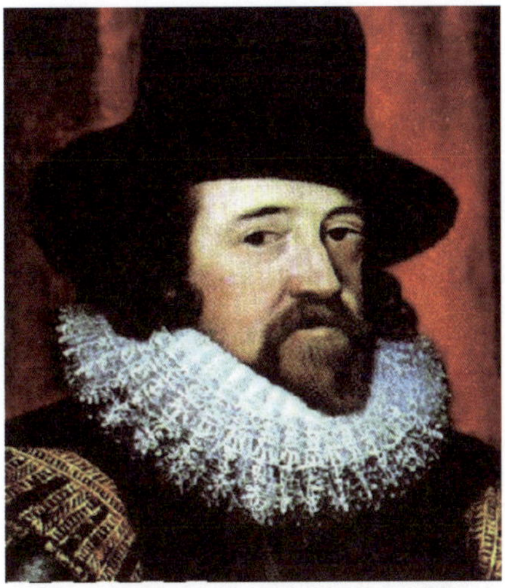

图29 培根

意大利科学家伽利略（1564—1642）创立了对物理现象进行实验研究的方法，运用数学方法、逻辑论证开展实验。他提出“理想实验”的方法，即通过科学研究把影响事物的因素尽量剥离和简化，这一方法具有重要的科学意义。

法国科学家笛卡儿（1596—1650）还提出了“系统怀疑的方法”，他说唯一不能怀疑的是“我在怀疑”本身，即“我思故我在”。他还主张身心二元论，认为所有物质的东西，都受机械规律所支配，包括人体，而人的精神世界则是另外一种存在。

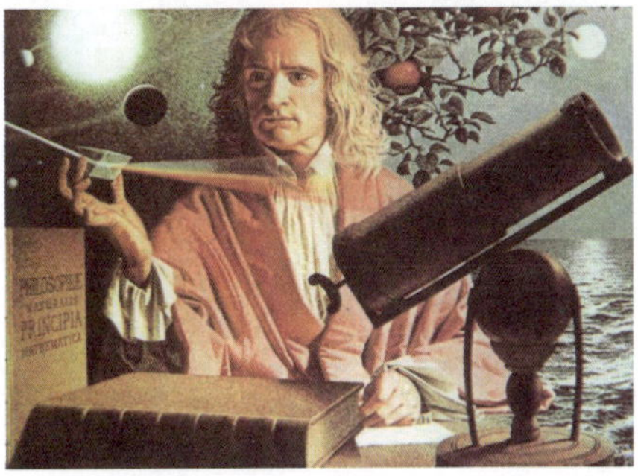

图30 牛顿

在此基础上，英国科学家牛顿（1642—

1727）第一次构造了公理化的经典力学体系，提出力的概念，他把一切化学、热、电等现象都看作“与吸引或排斥力有关的事物”，这也是机械论自然观的体现。他开始比较完整地建立物理因果关系体系，并把其作为经典物理学的基石。他“用归纳法去从中作出普通的结论”，然后用演绎法推演出种种结论，再通过实验加以检验、解释和预测，取得了杰出的科学成就。

近代科学的进步，以及像航海大发现、蒸汽机发明等应用和技术方面的重大进展，改变了西方文明的进程，并在后来影响到全世界。人们今天都在享受这种科学进步的恩惠。不过，人们应该知道，自然科学并不是解释了全部世界，而只是解释了它能解释的世界。它追求“客观”，将人能感知触摸（包括仪器的延伸）到的物质属性作为知识的基础，使人们变得只注意这部分世界，沿着这一方向发展，使物质科技飞速进步。

人是机器

文艺复兴对生命科学领域的影响，最早体现于解剖学和生理学的进展上。

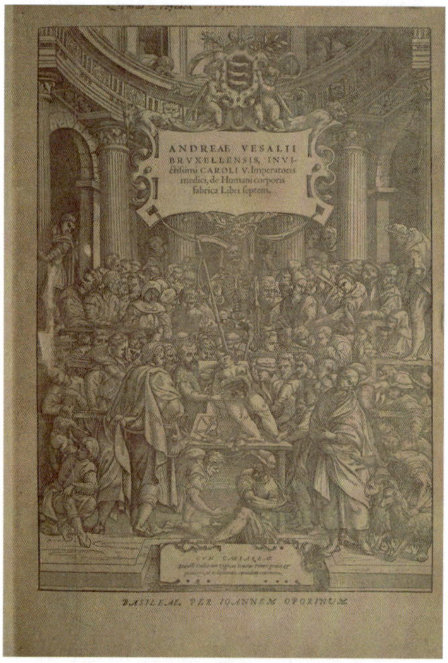

图 31　维萨里在进行解剖教学

当 1537 年比利时的维萨里（1514—约 1564）获聘为著名的帕多瓦大学的外科学和解剖学教授时，他看到的大学解剖教学是这样的：教授端坐讲坛，面对学生朗读盖仑的解剖学教材，间或由理发师或刽子手兼职的助手解剖狗或猴子作示范，学生不能提出任何问题。这种局面是从中世纪延续下来的，因为盖仑有关灵气的学说被认为符合基督教“三位一体”理念，他的著作一直被规定为不可更改的教材。但是曾经尝试偷盗荒坟尸骨研究人体的维萨里清楚地知道盖仑的说法有许多错误，于是在 1543 年他出版了划时代的 7 卷本《人体构造论》。书中首次正确地描述了静脉和人类心脏的解剖，改正了盖伦关于肝、胆管、子宫和颌骨等解剖上的错误 200 余处，给予人们一个全新的人体解剖知识。但是维萨里也为这一举动付出代价，他被迫离开帕多瓦，后来还一度被宗教裁判所判处死刑，幸好得到西班牙国王腓力二世的干预才免于处死。他的著作比他本人要更幸运，很快成为各个医学院校采用的教科书和解剖学的经典，近代医学得以在这个基础上逐步形成。

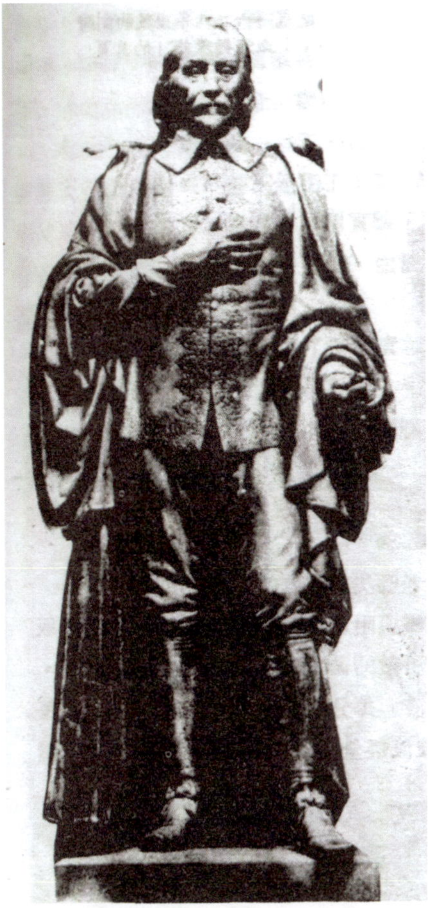

图 32　哈维

同样曾在帕多瓦大学任教的英国人哈维（1578—1657），以另一种方式颠覆了盖仑学说的光环。他针对盖仑关于血液的说法——血液在人体内像潮水一样流动之后，便消失在人体四周——进行动物实验：将兔子和蛇解剖开，夹住还在跳动的动脉血管，发现血管通往心脏的一头鼓起而另一端瘪下去，证明了动脉里的血是从心脏里向外流出来的；用同样的方法夹住静脉，则是靠近心脏的那一段血管瘪了下去，而远离心脏的另一端鼓胀了起来，说明静脉血管中的血是流向心脏的。血液循环就这样被发现了，只是他还不能说明动脉血与静脉血是如何转换的，后来意大利的马尔比基用显微镜观察到毛细血管的存在，证实了哈维的血液循环理论。

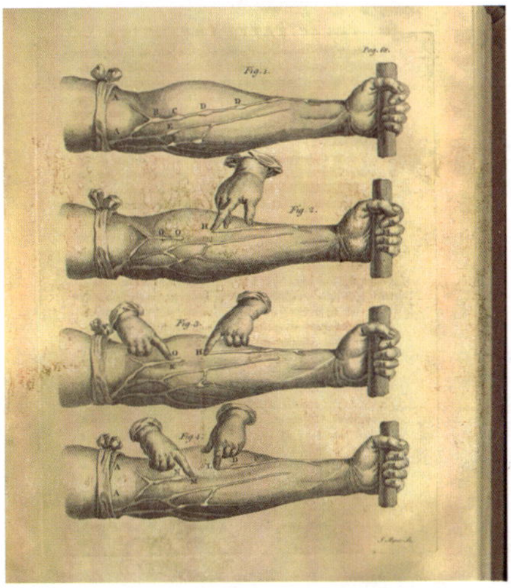

图 33　哈维实验的示意图

由于解剖学、生理的进步，近代物理学、化学也被引入医学。出现了医物理学派，认为人体生理病理现象都适用机械力学的原理，嘴是钳子，心脏是水泵，肌肉和骨骼是滑轮，肺是风箱，肾是过滤器……还有医化学学派，注重研究人体的酸碱平衡，后来又借助空气化学研究的进展，阐明了人体呼吸的机理。此外，技术的进步也起了很重要的作用，例如虎克凭借显微镜发现了细胞结构，它已经成为研究生命现象不可缺少的工具。

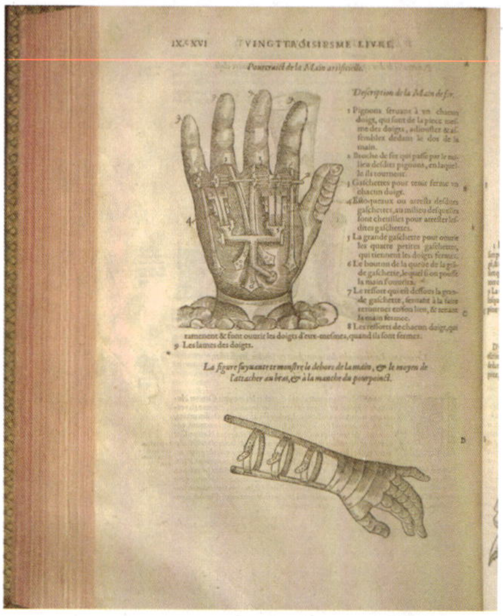
图 34　近代科学从机械的角度来看待人体

“人是机械”是近代时一种流行的说法，似乎人就是一种物理和化学现象。然而人类的快乐或悲伤、激动或忧郁、挚爱与仇恨、活泼与沉静……又是些什么呢？有的医学家于是提出“活力论”，认为人身上应该有支配性的“活力”。然而自然科学的无情在于：只注意能被观测到的物质。那些曾被认为储存有灵气、活力的地方，例如心脏、松果腺，一个个被剖开而无所发现。在令人目炫神迷的科学进展面前，不符合科学原则的问题被搁在一边。达尔文（1809—1882）还告诉人们：自然界不存在任何目的，生物的进化只是随机选择的结果。人类“神创”的光环也消失了。

生物医学体系的建立

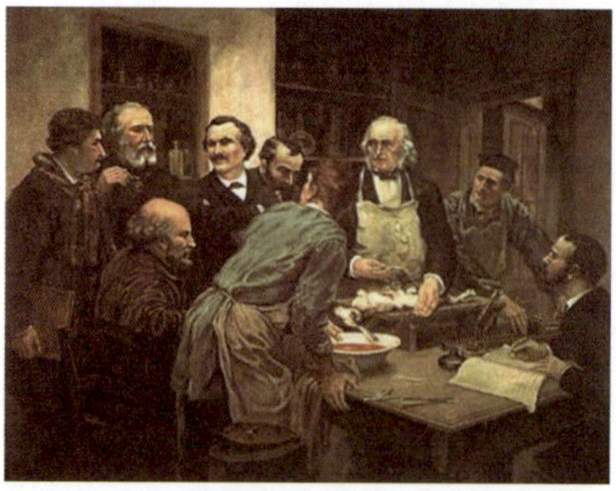
图 35　实验医学奠基人克劳德 • 贝尔纳在进行实验

近代自然科学的发展，使得人们越来越注意以纯粹的生物因素来解释疾病现象，人的心理、社会等其他因素的影响变得可有可无，生物医学体系逐渐形成了。这是自然科学观念至上在生命科学方面的反映。

实验医学的确立

将实验方法应用于医学，是 18 世纪

和 19 世纪的重要变化。实验是有干预的观察，通过严格可控的步骤，可以得出关于人体生理和病理的认识。最著名的医学实验学专家是法国的贝尔纳（1813—1878），他通过实验阐明了唾液、胃液、肠液、胰液等消化液在食物消化中的作用，研究了糖原的体内代谢过程，在著作《实验医学研究导论》中他还提出了“内环境”和“内环境恒定”概念，奠定了现代生理学的基础。

1858 年，德国病理学家魏尔啸（1821—1902）出版了《细胞病理学》，将显微镜与细胞学应用于病理形态学研究。他指出疾病是由于生命细胞的紊乱引起的，细胞结构的异常变化可以通过显微镜观察到，描述了各种细胞病理变化的情况。这开启了从微观基础阐明疾病机理的道路。当然，并不是所有疾病的问题都反映在细胞上，奥地利医生罗杰坦斯基指出人体体液的影响也可能导致疾病，这为后来的分子生物学与内分泌学所证实。

对疾病的解释，从宏观推测到解剖观察，进而转变到实验室观测，医学研究的前沿阵地发生了巨大的转变。

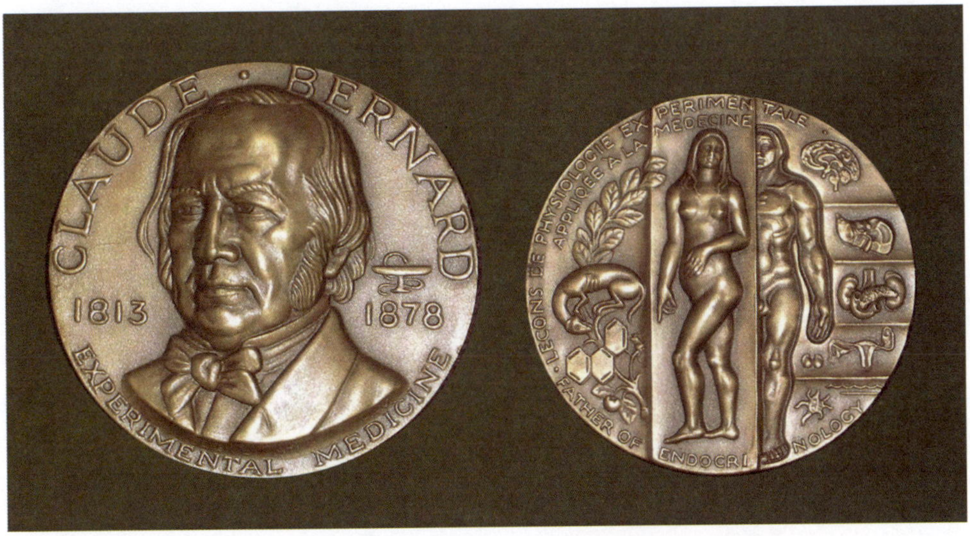

图 36　克劳德 • 贝尔纳的纪念币，反面刻画着他的伟大贡献

病菌学说的形成

法国红葡萄酒闻名天下，但是在 1862 年它是法国皇帝拿破仑三世的烦恼。一般说来葡萄酒越陈味道越醇美，当时却有大量葡萄酒在贮存过程中腐败变酸，

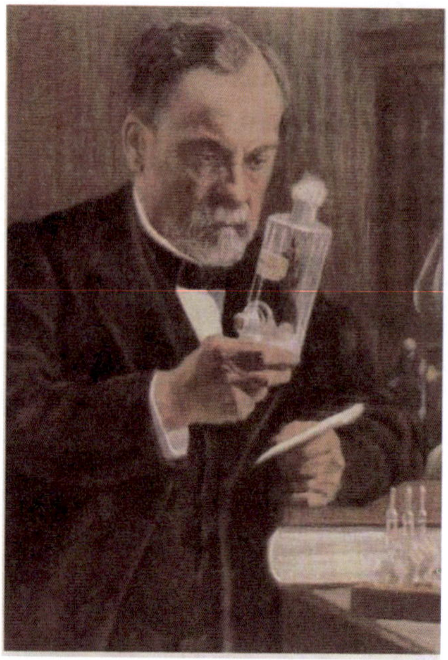

图 37　巴斯德

给国家和果农造成巨大损失。于是拿破仑三世找到“进入科学王国的最完美无缺的人”——路易斯·巴斯德（1822—1895），让他研究和解决这一问题。

显微镜是巴斯德的好帮手，他在显微镜下发现，未变质的陈年葡萄酒和啤酒中有一种圆球状的酵母细胞，而当葡萄酒和啤酒变酸后，酒液里看到的是一根根细棍似的乳酸杆菌。巴斯德经过反复试验，找到了解决办法：只要把酒放在摄氏五六十度的环境里保存半小时，就可杀死酒里的乳酸杆菌，这就是著名的“巴氏消毒法”。

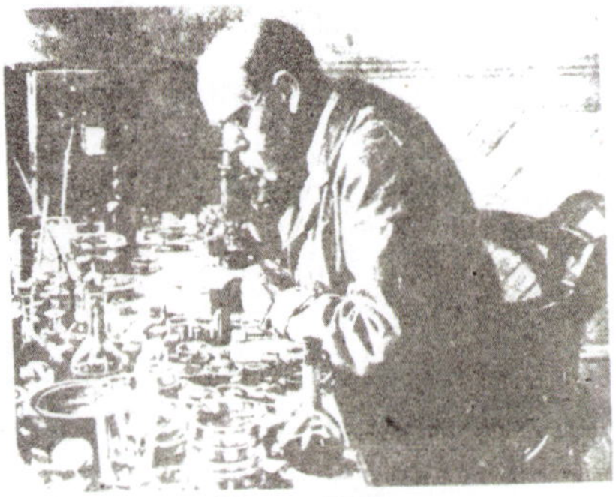

图 38　科赫

这类微小的生物，究竟还有哪些危害？巴斯德开始在病人身上探索，结果他发现了炭疽杆菌是牛羊得炭疽病的元凶。对这种元凶更深入的研究来自德国科学家科赫（1843—1910），他成功地发明了分离这些细菌的技术，从而能够更好地进行实验研究，并提出了判定某种微生物是否致病的“科赫三原则”：

(1) 这种微生物必须恒定地与某种疾病的病理症状相关；

(2) 可以在患病者身上分离出这种微生物；

(3) 将纯化后的微生物接种到实验动物身上能出现这种疾病。

从此人类寻找未知的致病微生物，都按这些步骤进行。而科赫本人则先后分离出炭疽杆菌、伤寒杆菌、结核杆菌、霍乱弧菌、鼠疫杆菌等多种病原微生物。

免疫——自然愈病力

虽然发现了病理微生物，但是当时还没有什么办法消除它们，唯一的好处是人们懂得了躲避和隔离。但是，某些现象让人们注意到身体似乎有某种自然的抵抗力，例如中国人发明的人痘接种术，显示某些低毒性的病菌可以比较安全地刺激身体产生抵抗力。

1881 年，巴斯德改进了减轻病原微生物毒力的方法，获得了减毒的炭疽、鸡霍乱病原菌，分别应用于绵羊和鸡上，均发挥了免疫的效果。巴斯德进而研究狂犬病，证明病原体存在于患兽唾液及神经系统中，并制成减毒活疫苗，在狗身上取得了成功。在人身上又如何呢？尽管还没有试验过，但是当 1885 年人们把一个被疯狗咬得很厉害的 9 岁男孩送来时，巴斯德还是给他注射了这种疫苗——结果成功了，孩子没有发病。

那么是什么帮助身体抵抗病菌呢？ 19 世纪后期产生了细胞免疫和体液免疫的争论，后来证明两种说法都有道理。免疫也许就是传统医学的“正气抗邪”或“自然愈病力”的一部分，但后者能力的提高，有赖于长期良好的生活习惯、营养平衡的膳食还有不懈的合理锻炼，而且没有针对性。但免疫学似乎使得这种能力可以轻易地激发和补充了，抗毒素血清疗法和预防注射相继出现，成为控制传染病流行的有力武器。

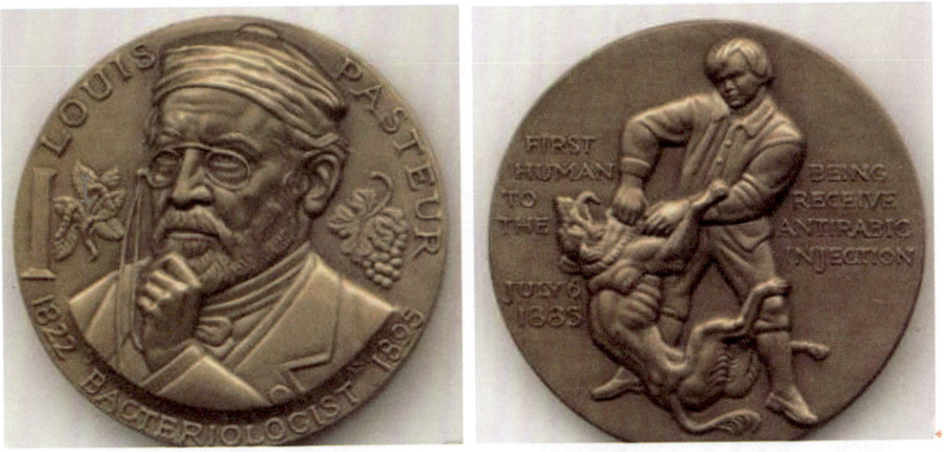

图 39　反映巴斯德征服狂犬病的纪念币

医学实践的成就

基于自然科学基础上的新医学理论，能够解释许多传统医学不能很好说明的现象，并且通过有效的实践来解决这些问题，促使一些临床专科和公共卫生的面貌发生重要变化。

外科的伟大进步

科赫从观测中证明了一个事实：正常的人或动物细胞中，不存在任何细菌。换言之，在外伤伤口中发现的细菌，也许就是导致伤口腐烂的外来原因。传统的外科对此并没有足够的认识，希波克拉底曾认为化脓是伤口痊愈必具的要素，战场上大量受伤的士兵被认为伤口也许有“火药毒”，通常是通过截肢来挽救生命。可能的情况下，从事外科的医生也是尽量避免进行大的手术的。

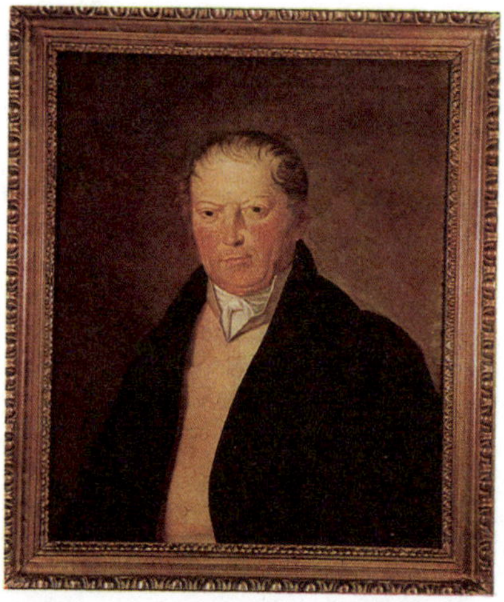

图 40　发现产褥热病因的塞麦尔威斯

1848 年，维也纳医院的塞麦尔威斯发现产科里产妇得产褥热而死亡的比例实在太高，他所负责病房的 206 人就死了 36 个。这是什么原因？他发现了令人惊奇的现象：每当医学院放假时实习医生减少时，产妇的死亡率就会降低。他随之证实，是医学生们在做过病理解剖后双手未经过充分洗刷和消毒，就去为产妇检查、接生，结果导致产妇染病死亡。他并没有做实验去找这种致病的“腐败因子”，而是要求产妇和产科用的医疗器械、绷带等都用漂白粉严格消毒，这下使得医院产褥热的病死率从 12% 下降至 1%。然而，他公布“医生带来瘟疫”这一结果令他遭到开除，后来变得精神异常。

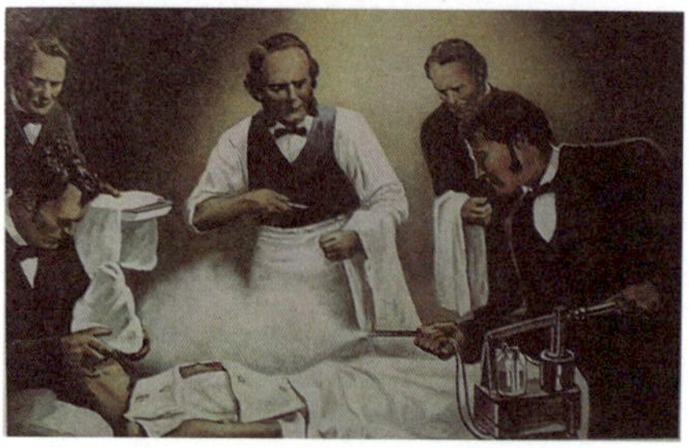

图 41　李斯特进行手术消毒

好在医院中注意消毒的重要性逐渐被

人们认识和实行，英国皇家外科医生李斯特在1865年首次应用石炭酸为一位男孩进行伤口防腐处理，结果没有出现感染。结合细菌学的知识，李斯特阐明了消毒处理的必要性。外科手术因为感染而失败的机会大大降低了。

另一个困扰手术的问题——疼痛，也随着化学的进步而解决。与以前用植物药或酒减轻疼痛不同，19世纪中期开始应用的乙醚与氯仿，显现了稳定和可靠的效果。1846年英国医生利斯顿应用乙醚麻醉成功进行了大腿截肢手术，宣告麻醉外科时代的来临。而在20世纪初，奥地利医生德斯坦纳（1868—1943）发现了人的A、B、O血型系统，使手术输血成为可能。

这样，一个利用物质科技先进技术，对人体进行修补切割的近代外科医学，迅速地达到了前所未有的高度。在这方面，它比任何传统医学的外科都更多地取得成功和减少死亡，当然，也使更多疾病开始尝试外科解决的可能性。例如肺结核，在20世纪上半叶曾流行人工气胸疗法，只是到抗结核药发明之后，它才重新以内科治疗为主。而对患病器官的切除甚至更换，也开始成为议题。

身体感官的延伸

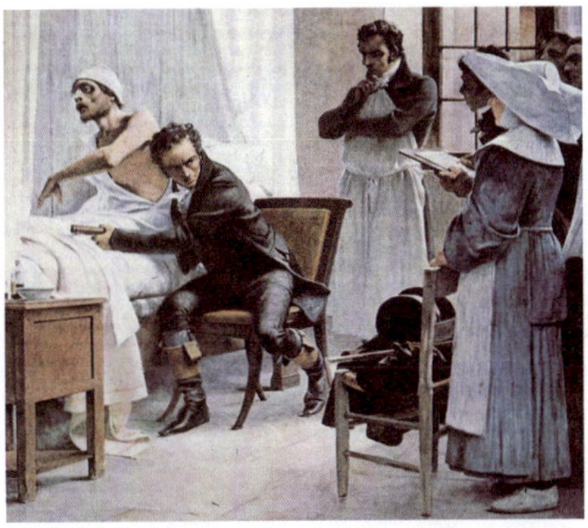

图42　雷内克发明听诊器，改良了听诊的方法

解剖学的一个方向是病理解剖，机械性的人体观认为疾病就是意味着某个部位出现了问题，解剖的任务是要寻找这个部位，也就是“病灶”。但是解剖探寻结构只能用于尸体，对活人就真的没有办法探测了吗？

人体既然是物质性的，就可以利用身体的物理属性，结合解剖知识来获得信息。18世纪时一位维也纳医生恩布鲁革（1722—1809）发明了叩诊法，利用声音清浊来判断体内积液和脏器的情况。这时，人们还尝试用耳朵来听体腔内的声音。1816年，法国医生雷内克（Theophile Laennec，1781—1826）发现用圆纸筒一端贴着耳朵，另一端放在病人胸部，能听到更清晰的心跳与呼吸声，于是他发明了听诊器。

显微镜拓展着人的视觉，结合有机化学和分析化学的发展，临床医生开始通

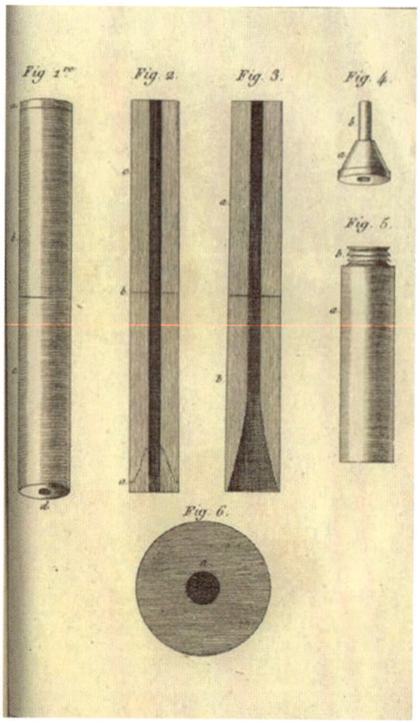

图 43　雷内克关于听诊器的结构图

过在实验室里分析人体体液成分来协助诊断，诸如血、尿、便三大常规检验和尿糖、尿蛋白、血小板等测定得到应用。

放射线的发现又使视觉获得了穿透力。1895 年，德国物理学家伦琴（1845—1923）发现了 X 光，能穿过人体在照相底片上不同程度地感光，他研制了第一台 X 光机，医学上很快应用于观察骨折、弹片等情况，以后不断改良成为现代医学不可缺少的诊断仪器。

所有这些诊断技术，都是围绕着寻找“病灶”的思路来展开的，最终要通过病理学和解剖学来证实。这与传统医学通过观察体表症状分析疾病，但不要求打开人体来验证不同。传统医学通过相应理论指导临床用药，如果症状消失，问题就解决了。而近代医学的尴尬在于，很多病理和诊断上清楚的疾病，治疗上却没什么办法。因为它是重新开始的医学，要求药物在实验室里得到确凿的证明。在 20 世纪以前，这方面的成果并不多。

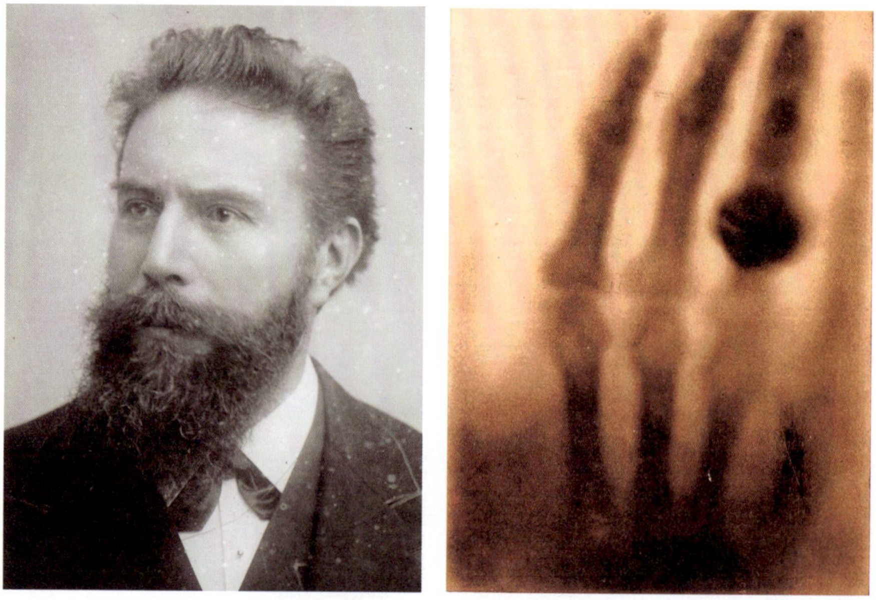
图 44　伦琴和他的第一张 X 光照片，这是伦琴夫人的手

医学的建制化与公共卫生

欧洲在中世纪时大学里普遍设立医学教育，在大瘟疫时集中隔离和治疗病人的基础上又出现了医院。随着城市发展与商贸来往的频繁，改善公共环境的医学意义越来越得重要。在中世纪时，欧洲一些城市开始设立隔离医院和海港检疫制度，以防止瘟疫的传播。

到了近代，资产阶段民主政体将医学卫生纳入政府事务。欧洲各国的医学学术组织相继成立，创办各种刊物杂志，促进学术交流。国家监管或补助医学教育，设立大型的公立医院，制定有关医疗政策和规范医生的职业行为。法国在 1802 年建立了国家医疗执照系统；英国在 1815 年开始实行药剂师国家考试，1823 年开始内科和外科的医师考试。当时并非所有医生都必须通过考试，但政府和学会通过考试选拔医生到国家公立医疗机构服务。

公共卫生和预防医学在近代也得以确立。传统医学对环境与疾病的关系已经有非常丰富的认识，但是它们通常只能建议个人如何注意健康和防止疾病。古代的封建王室也最多只是关心宫廷环境，没有社会公众卫生的概念。18 世纪和 19

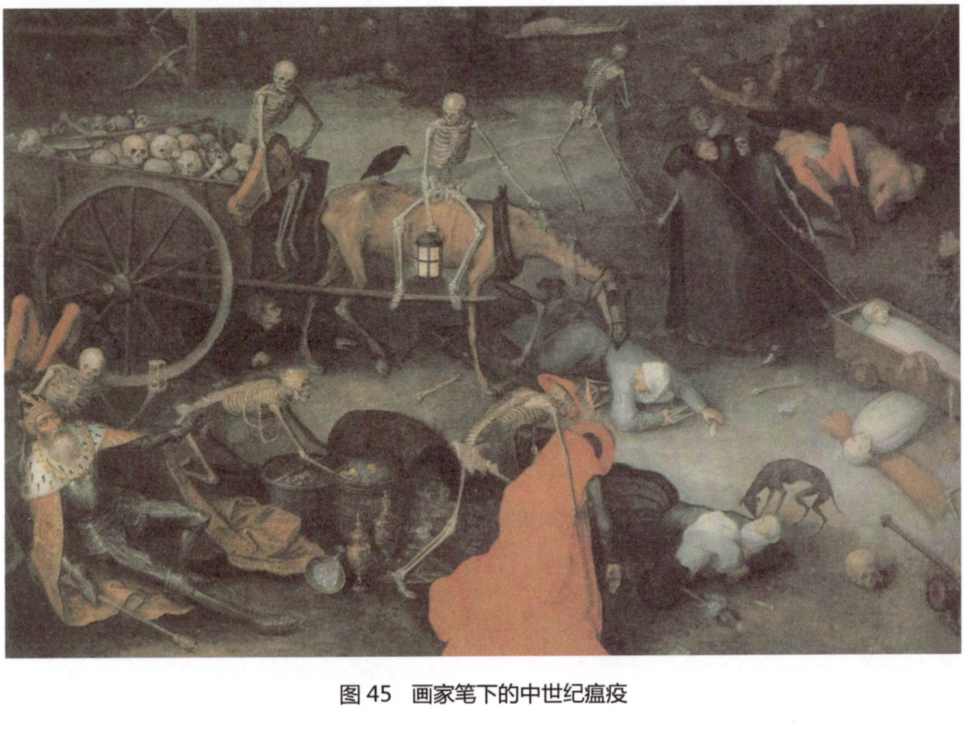

图 45　画家笔下的中世纪瘟疫

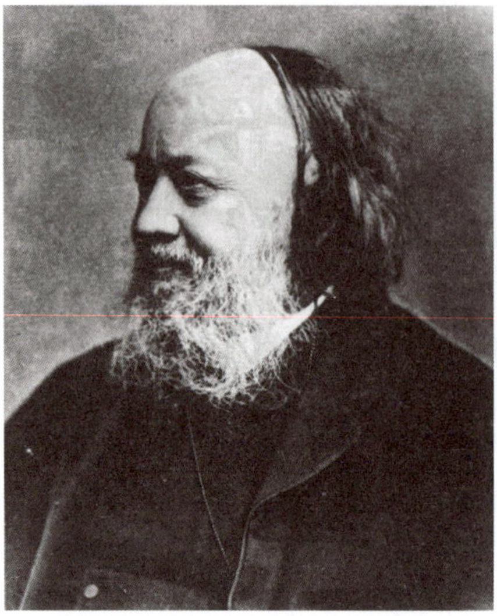

图 46　公共卫生之父查德威克

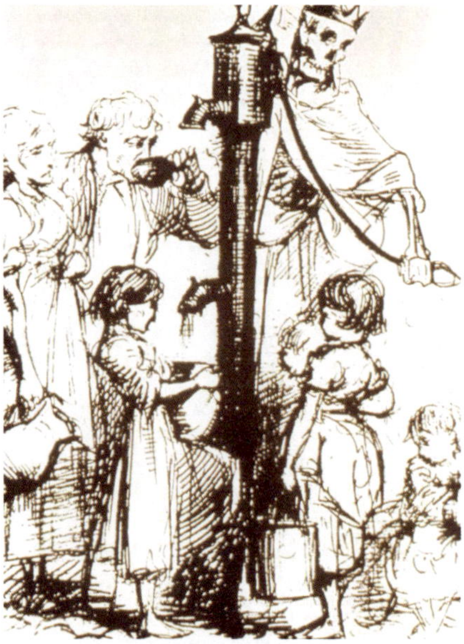

图 47 不洁水源是传播疾病的源头。图中魔鬼是疾病的象征，它通过饮水操纵着人的健康

世纪，欧洲工业文明发展带来了更多的人口聚居和环境污染，工人的恶劣生存环境令人触目惊心。一些著名的医学家和社会活动家发起了争取大众健康的运动，这甚至是法国大革命的内容之一。

工业革命的领头羊英国的公共卫生问题最为明显，被称为现代公共卫生之父查德威克（Edwin Chadwick，1800—1890）通过广泛调查指出，贫穷、疾病和环境污秽三者之间存在密切的关系，政府必须承担起改善贫困和环境卫生的责任。在 19 世纪上半叶亚洲霍乱大流行的影响下，1848 年英国国会通过世界上第一个《公共卫生法案》。当时还不知道霍乱的致病菌是什么，但人们发现霍乱之类瘟疫的流行与水源污染有密切的关系。随着细菌学与流行病学的进展，1875 年，英国又通过了《公共健康法案》，规定所有地方政府必须任命公共卫生官员，负责污水处理、水源供应、垃圾收集和检查食品卫生等事项，要求新建的房子必须有自来水和适当的厕所、排水沟和污水处理设备。

在 19 世纪，欧洲主要的工业国家普遍采取措施增加公共卫生开支，实行出生和死亡登记制度，改善城市环境、劳动卫生和学校卫生。政府也更多地介入传统由教会负责的慈善救济事业，19 世纪末英国和德国分别建立起国家福利和社会保险制度。

“魔弹”的发现

欧洲有一个“狼人”的传说，据说只有找到有法力的银子弹，才能消灭狼人。有的医学史家把发现特效药的过程比喻为寻找“魔弹”，因为没有它，人类关于病理学和细菌学的知识就没有真正意义。

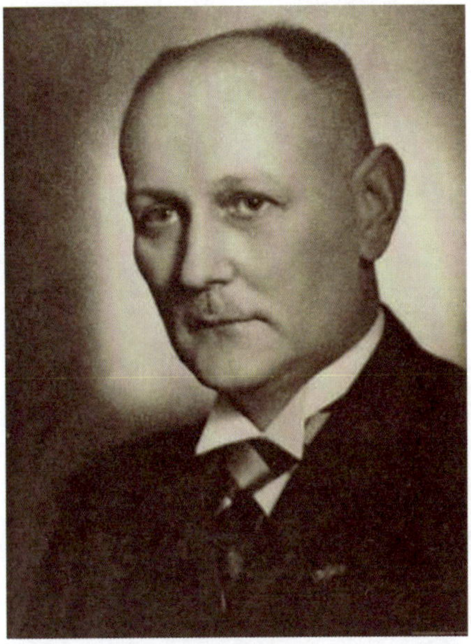

图 48　多马克

两种最重要的魔弹，在 20 世纪上半叶被发现。第一个故事来自德国，1932 年拥有医学学位的多马克在染料公司发现一种新合成的染料——百浪多息能够抑制老鼠的链球菌感染，这是第一次发现对细菌有特效的药物。在它被更多人认识以前，发现者多马克首先获得了重要的回报——他 7 岁的小女儿因为被针刺了一下，感染了链球菌，伤口肿胀化脓，人高烧不止。外科医生把肿大的淋巴组织切开过 12 次了，仍然无法控制感染，最后医生宣布只有切掉整个胳膊才能保住生命。难道这个小女孩，从此就要成为折翼的天使？不忍心的父亲决定尝试新的办法，对她注射了大剂量的百浪多息——奇迹出现了，女儿恢复了健康！这种新药，后来被称为磺胺，它抚慰了更多父亲的心：成功地挽救了美国总统的儿子小 F.D. 罗斯福，以及第二次世界大战中众多年轻战士的生命。1939 年，多马克获得了诺贝尔医学和生物学奖，却遭到德国盖世太保的拘禁，因为希特勒对 1935 年的诺贝尔和平奖授予一个被关在集中营里的德国人奥西茨基非常恼火，他不允许德国人接受诺贝尔奖，多马克被迫宣布拒绝接受。直到 1947 年，他才到斯德哥尔摩接受了迟到的荣誉。

第二个故事在英国开花，却在美国结果。英国科学家弗莱明在 1928 年有一个不经意的发现，他的实验室里一个培养葡萄球菌的培养基暴露在空气之中，受到了一种霉的污染，然而污染处周围的葡萄球菌反而消失了。这是一种能够杀死细菌的物质吗？弗莱明猜对了，他证明这种青霉菌产生的青霉素对很多细菌都有很好的效果，而且对人体没有毒副作用。魔弹发现了，只是弗莱明不知道如何更多地提取它，因此这个成果被放置了好些年头，幸好弗来明坚持培养，一直保存着菌种。牛津大学的弗洛里和钱恩读到弗来明的论文，非常兴奋，立即向他要来菌种，在美国洛克菲勒基金会的资助下，经过一年多的努力，终于得到了相当纯净的青霉素结晶。然后弗洛里和钱恩进行了大量的试管试验和动物试验，再次肯定了青霉素对多种病原菌具有强大的杀伤效力，并有了制备它的方法。这种比磺胺类更高效安全的抗菌药物，在 20 世纪 40 年代初是非常稀罕和昂贵的，当时的年产量只有 13 千克，英国首相丘吉尔颁令这种新药“必须给最好的军队使用”。后来青霉素开始大规模合成，在美国大批量生产，对许多严重的疾病例如肺炎、脑膜炎、产褥热、败血症以及梅毒和淋病等都有良好的疗效。而且它的发现对寻找其他抗生素是一个巨大的促进，导致了一系列抗菌药的发明。它也使发明者弗莱明在全世界赢得了 25 个名誉学位、15 个城市的荣誉市民称号以及其他 140 多项荣誉，其中包括与弗洛里和钱恩一起在 1945 年获得诺贝尔医学奖。

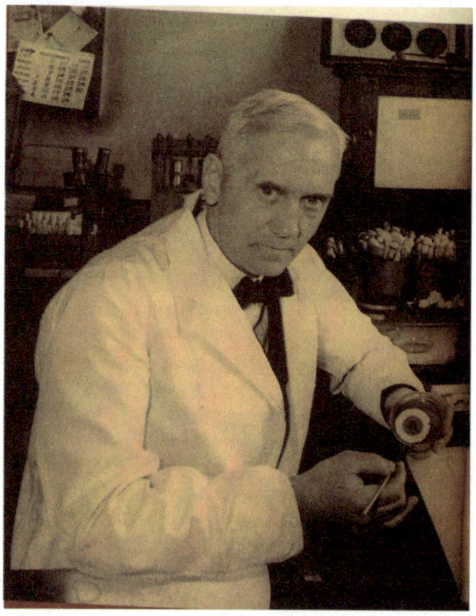
图 49　弗莱明

众多的魔弹，包括抗生素、维生素、激素等一系列药物的发现，补足了生物医学体系在内科临床终端的缺口，西方医学再次出现了质的飞跃。近现代医学迅速取代传统医学，成为欧洲工业革命国家医学体系的基石。

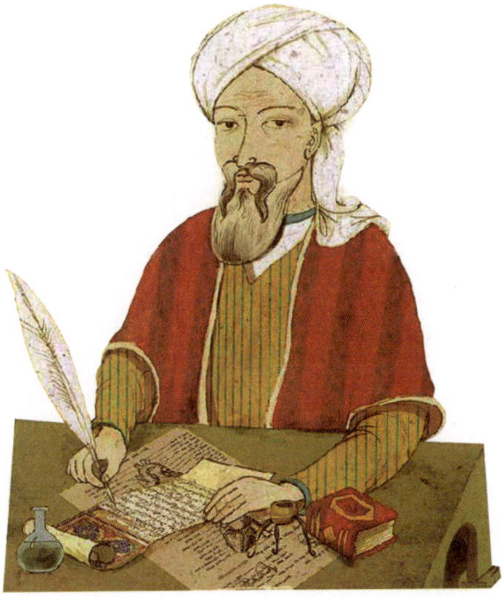

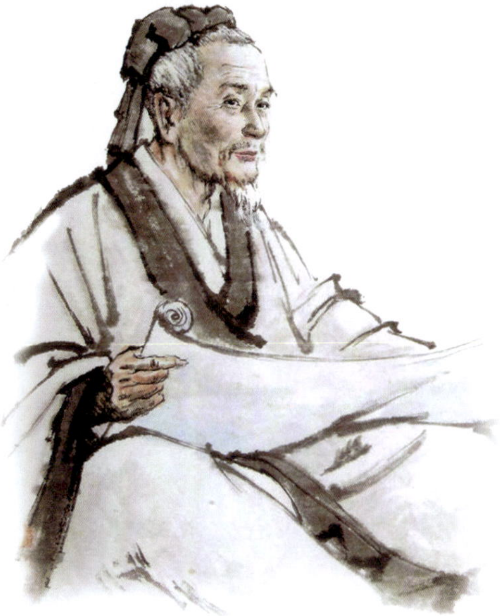

3 传统与现代的碰撞：中医邂逅西医

近现代，西方文明向世界扩张，西方医学也随着殖民主义的扩张传向世界各地。在这种传统与现代的对话中，各个文明古国的传统文化似乎纷纷落败，其传统医学也跟着受到近现代医学的冲击。其中，有的国家的传统医学消亡了，有的国家则形成传统医学与现代医学并存的局面。

日本是前一种情况。明治维新时期全盘西化，医疗系统全部采用西方医学，禁止传统“汉医”发展，使在日本流传1000多年的汉医实质上已经消亡。

中国则是后一种情况。古老的中医在近代西医面前也受到很大冲击，也因为民族虚无主义而一度濒临被废止的命运。但凭借它的悠久历史和实在疗效，终于还是很好地维持了下来。

近代中国的中西医论争，最能反映传统医学与近现代医学不同理念的冲突。

中西医学的接触

中西两条医学之河，随着历史演进，最终在中国这片土地上交汇时，它们互相打量的眼光里，充满着疑惑与猜测。

西医在中国的传播

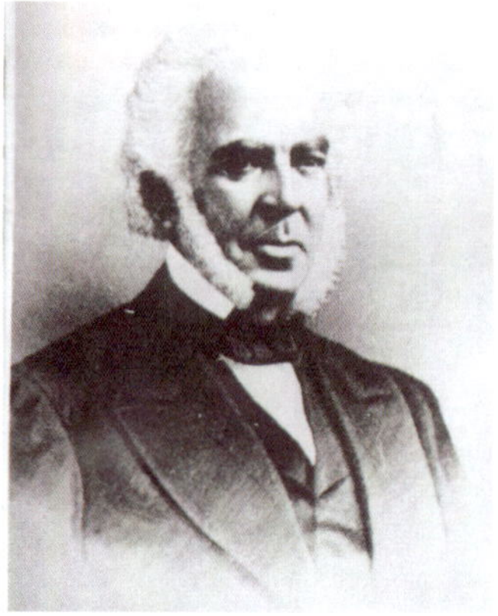

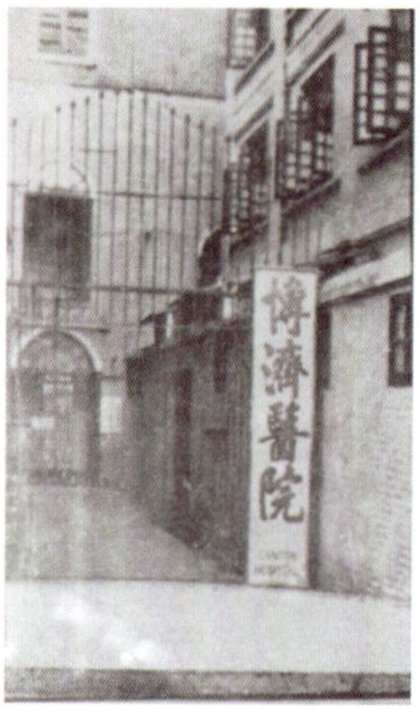

图50、图51 美国传教士医生伯驾（Peter Parker）来到广州，并于1835年成立“眼科医局”，后来改名为博济医院，这是中国内地最早的西医院

近代西方医学传入中国主要在1840年鸦片战争以后。西方列强凭借枪炮打开了中国的大门，通过不平定条约规定外国有权在我国通商口岸建造教堂、医院和学校，基督教传教士将医学作为传教的方便法门之一，教会医院在中国日渐建立并增多。同时西方积极在我国开办医学教育与医学出版事业，并吸引留学生出国学习医学。

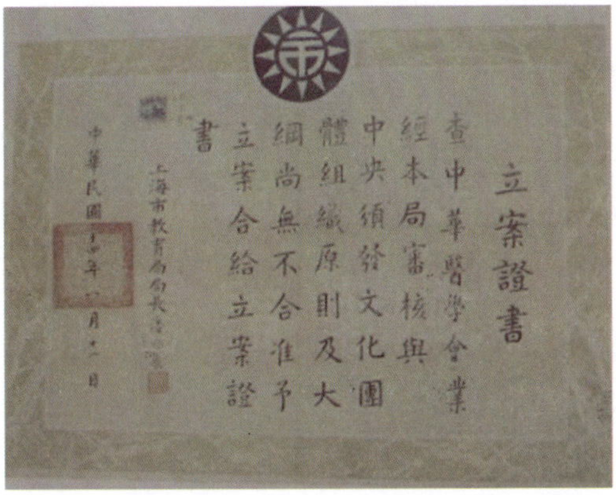

立案證書

查中華醫學會業經本局審核與中央頒發文化團體組織原則及大綱尚無不合准予立案合給立案證書

图 52　中华医学会立案文件，1915 年中华医学会成立，这是中国西医生自己独立的学术组织

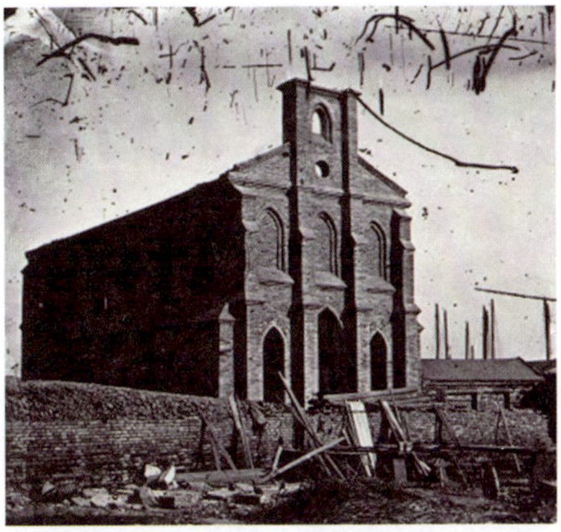

图 53　1870 年被焚毁的望海楼教堂，起因源于对西方解剖标本的猜疑

到了 20 世纪，西医在中国发展已有一定根基，从业人员增多且以留学归国或接受教会教育的精英人士为主，开始发展中国的近代医学。西医学界涌现出不少声誉卓著的学者、名医，像伍连德、颜福庆、汤飞凡、黄家驷、张孝骞等。在卫生行政上，民国时期仿效西方逐步建立了中央到地方的各级卫生机构，颁布了一些有关尸体解剖、传染病报告、医学教育等方面的法规。

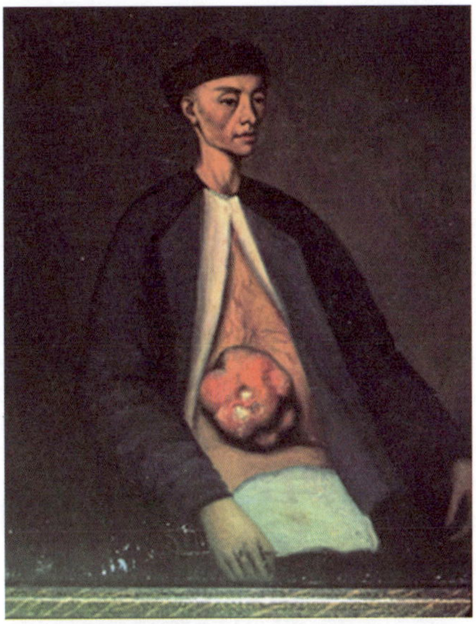

图 54　伯驾主要以手术治病。他有一个习惯，把治疗过的典型病例用油画记录下来。从这些病例图可以看到，病人大多数是体表患有各式瘤块，经手术切除可以立即解除痛苦

西医学刚传入中国的时候，由于风俗的不同，习惯于中医的中国人对西方人解剖尸体和保存人体标本的行为非常震惊。人们传说西医会将病人挖眼、剖心，又说教堂收养孤儿是为了害死他们用来制药。1870 年 6 月爆发的天津教案，就是由误解引发。天津天主堂育婴堂中有数十名儿童患病而死，被盗墓人发现，人们认为外国人拐卖和杀害儿童，包括包围天主堂，后因法国领事丰大业枪击国人，激动义愤，以至群众殴死丰大业等人，焚烧教堂，酿成震惊中外的教案。

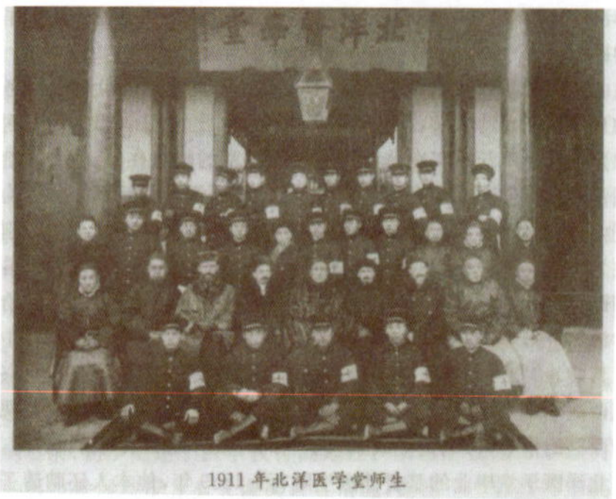

图 55　李鸿章主持建立的北洋医学堂。李鸿章给皇帝的奏章中说：“西洋各国行军以医官为最要，而救治伤科直起沉痼，西医尤独擅专长”

谣言止于了解。当第一位传教士医师伯驾在广州设立眼科医局时，一开始门庭冷落，后来人们发现他真的能解决很多疑难疾病时，很快诊所就人满为患了。

在误解消除之后，当时提倡西学的维新与改良人士开始把西医作为先进文明的重要例证。务实的政治家还发现西医的外伤治疗对军事尤其有作用。1880 年，北洋大臣、直隶总督李鸿章的妻子生病，经英国传教士医师马根济治愈，李鸿章大为感激，资助马根济在天津开了一所小型医院。1881 年又由马根济主持开办了中国第一所官办医学校——北洋医学堂，以培养西医为海陆军服务。

中西汇通的思想

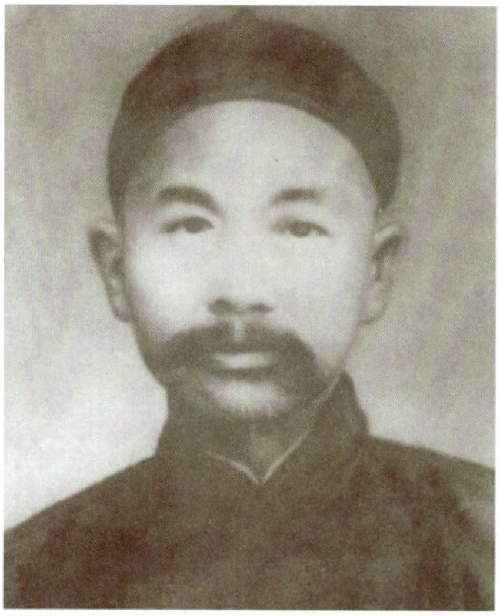

图 56　唐宗海

面对西医的传入，历史中多次吸收过外来文明的中医其实并不保守，不少中医主动认识西医，提出要学习其长处，在晚清曾形成了“中西医汇通”的学术潮流。

著名的近代中医唐宗海就认为中西医有着共同的“仁寿”目标，主张“不存疆域异同之见”，“去彼之短，用彼之长，以我之长，益彼之短”。他提出一个观点：“中西医原理一致。”实际上是说中西医的目标和研究对象一致，有着共同的基础。那么为什么中西医在理论和治疗手段上有明显的不同呢？通过比较，唐宗海认为：“中医长于气化，西医长于解剖。”按照中医的观点，人死则气灭，剩下的形体对生命来说已无意义。因此他主张以中医有关气化理论为基础，吸收西医的细致解剖认识，使医学更加完善。

不过中医也有自己的脏腑学说，中西医对脏腑的说法有些不一样，该如何取舍呢？与唐宗海同时代的广州中医朱沛文在1892年写成《华洋脏象约纂》，对每个脏腑列出中医和西医的说法，逐一对比。他发现有些中医书描述脏腑长短大小轻重的数据确实有疑问，不如西医的解剖结论精确。但中医有些理论纵使在解剖上得到不支持，也并非不成立。例如中医认为记忆力下降等脑病，可以通过补肾来改善，但解剖上见不到肾与脑有直接的联系；中医的针灸很有效果，解剖也看不到经络。对此，朱沛文指出对人体的认识不能纯粹依赖解剖，而要从临床出发，因此中西医学应该“通其可通，并存其异”。

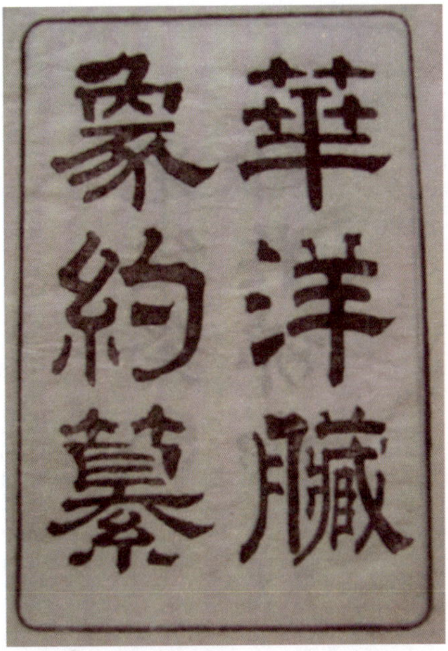

图 57　《华洋脏象约纂》汇集中西医关于人体器官的知识进行比较

唐宗海、朱沛文，还有很多近代中医家，都在著作中收录了西医的解剖图，反映出优秀的医学家从来是尊重知识，既敢于肯定自我，又勇于接纳新知的。也有许多学者提出传统体制中最缺乏医学行政管理，要求学习西方卫生制度进行改良和变革。

中医“存废”之争

中西医汇通医家假如能平静地将学术比较进行下去，可能会有更多的收获。然而人们知道，近代中国是一个充满屈辱和苦难的时期，帝国主义加强侵略与掠夺，人们苦苦地探求挽救民族危亡的出路，那是一个不可能平静的时代。

对传统文化的过度批判

面对西方文化的强势，晚清先后出现了洋务运动、维新运动等改良思潮，中心议题都是学习西方先进文明。这些不彻底的变革失败后，辛亥革命的风暴终于埋葬了封建帝制。中华民国一成立，就开始全盘采用西方式的政治经济和文化制度。绵延数千年的中国传统文化失去了制度基础，在“新文化运动”中，又进一步受到猛烈的批判，跌到了历史的最低点。

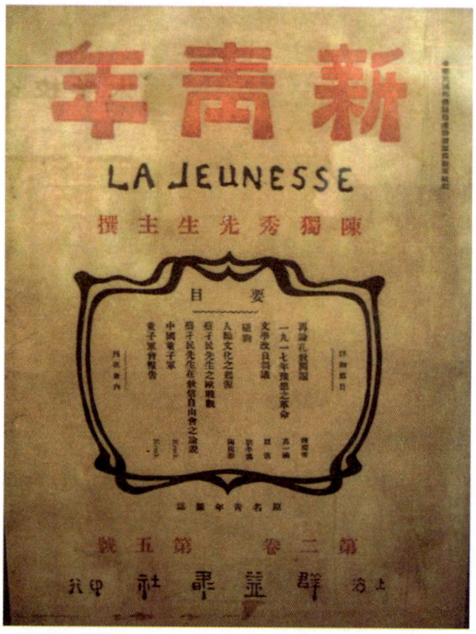

图 58　以《新青年》为主要阵地的新文化运动提倡“打倒孔家店”、批判旧文化

以教育为例，1912 年起，民国政府的教育部先后公布了一系列法令，仿效西方建立起包括自然科学与社会科学的近代教育系统，彻底改变了以儒家经典为主的旧式教育内容。应该说，以文、理、工、农、林、医等学科分类为基础的教育模式，是符合社会进步需要的。但其中的医科与药科仅指西医和西药，并不包含中医中药。中医界认为属于“漏列”，向教育部申请复核，不料教育部门答复说，由于中医中药不科学，故不能列入教育系统。这反映出当时过度的民族虚无主义倾向，迫使中医药学在近代开始了艰难的抗争与发展之路。

今天人们都知道，传统文化精华与糟粕并存，优秀的部分仍然有着长久的价值。只是在近代社会剧烈变化的关头，为了尽快普及现代文明，人们对传统难免批判过度。其中，属于应用学科、不涉及政治观念的传统医药，也一并遭到怀疑。像陈独秀在 1915 年《新青年》创刊号上发表的“敬告青年”，是标志新文化运动开端的檄文，其中就说中医“不知科学”，“不解人身之构造”，“附会五行生克寒热阴阳之说”，主张将其清除。人们知道著名文学家鲁迅等人也都批评过中医。鲁迅早年因父亲得病，经中医治疗无效，曾发出“中医不过是有意无意的骗子”的议论。胡适因为国人不懂西医卫生知识，还发出“多数的中国人至今还不配做病人”的感慨。

这些名人的态度对社会影响很大。其实他们并非极端地认为西医好中医不好，鲁迅后来也承认过中医的优点。只是在当时为了推动社会进步，他们出于支持科学而发出这样的言论。像1926年3月，梁启超因患血尿不愈转入协和医院手术，被误割了右肾，惹起许多议论，北京报纸有好几家攻击协和医院。鲁迅发表《马上日记》一文说："自从西医割掉了梁启超的一个腰子以后，责难之声就风起云涌了，连对于腰子不很有研究的文学家也都'仗义执言'。同时，'中医了不得论'也就应运而起：腰子有病，何不服黄芪欤？什么有病，何不吃鹿茸欤？"反对借机夸大中医。包括革命先行者孙中山，由于学习西医出身，毕生提倡革命，晚年病重时一直拒绝让中医治疗，后来才在家人作主下让中医陆仲安开方。

近代是中国急剧变革的时候，传统文化尽管不是落后的根本原因，但在急于推进新文化时候受伤是在所难免的。

民国"废止旧医"事件

近代医学有许多长处，将它引进中国十分有必要。但是引进之后与中医是共存还是取而代之？传统上采用汉方医学的日本，在明治维新时期废止了汉方医，全盘采用了西医，这对中国也产生了一定的影响。有些人试图仿效日本，提出要废除中医，反映了过度的民族虚无主义态度。

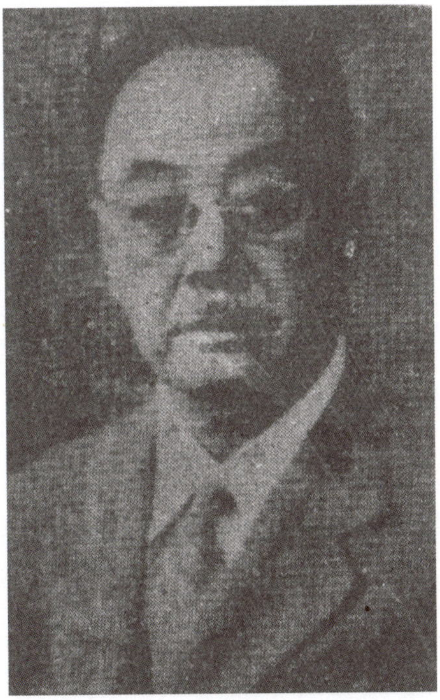

图59 余岩（1879—1954），字云岫，浙江镇海人

1928年北伐胜利，结束了军阀割据的局面。南京国民政府设立卫生部，中国的卫生行政事业开始起步。1929年2月，卫生部召开第一届中央卫生委员会议。这批卫生委员由清一色的海外留学归来的西医组成，他们要在会议上提出发展国家卫生事业的建议，供卫生部参考。其中一位委员叫余云岫，素来反对中医，认为中国要实行"医学革命"，即全盘向西医学靠拢。在会议上，他正式提出了《废止旧医以扫除医事卫生之障碍案》，认为旧医（中医）是开展现代卫生事业的障碍。他仿效日本明治维新时的做法提出：对中医限

期登记，进行西医学习训练后方可执业，不准诊治法定传染病和发给死亡诊断书，不准登报宣传，不准成立旧医学校等。会议最后通过了余云岫的提案。

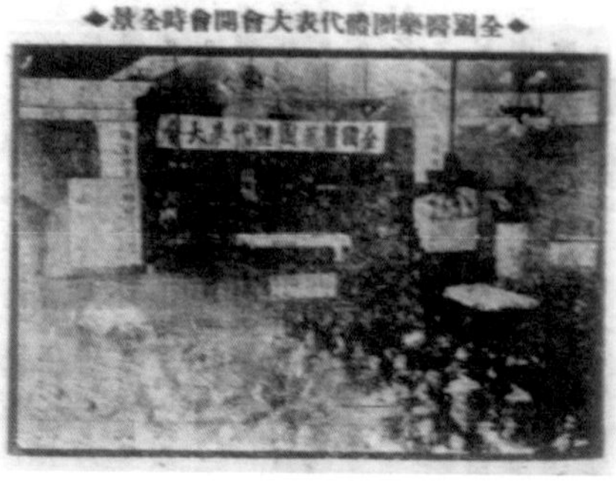

图 60　全国医药团体代表大会会场，两侧巨联左书“提倡中医以防文化侵略”，右为“提倡中药以防经济侵略”

会后，上海《新闻报》的一则简讯将此事披露于众，立即引起各界震惊。上海中医界立即发表《告全国中医同志书》，并致电南京政府卫生部表示坚决反对。随后，以上海神州医药总会为首的中医团体联合召开会议，决定组织“全国医药团体联合会”，召开全国医药团体代表大会。3 月 17 日，大会在上海开幕，到会者有 15 省的 131 个中医团体代表共 262 人。会议组织了请愿团向政府请愿，带去一份针锋相对的请愿书——“请求排除中医药发展之障碍以提高国际上文化地位事”。

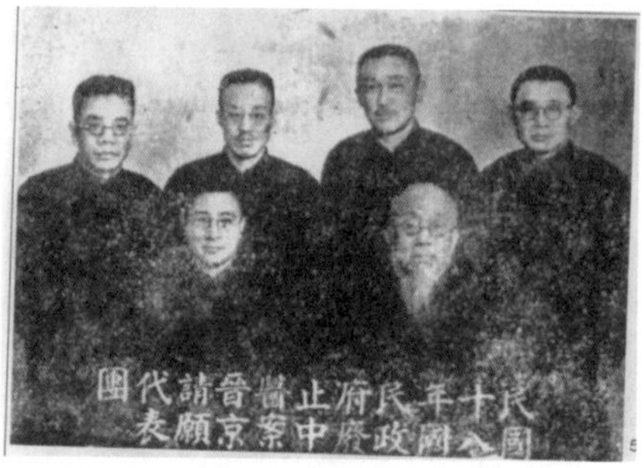

图 61　请愿图代表合照

代表们先后向国民党三全大会、国民政府行政院、卫生部、教育部递交请愿书。中医的抗争得到了社会的广泛支持，迫于社会压力，政府官员纷纷表示不支持废除中医，行政院院长谭延闿还当场请谢利恒为其看病，诊脉处方。余云岫的提案未能转变成卫生部的正式法令。

不过，尽管废除中医未成为事实，但民国时期政府对中医的歧视态度一直存在。像教育系统一直拒绝中医学校立案，中医生的行医范围也受到多方面限制，例如不能使用西医器械，不能诊治传染病和签发死亡证书等。

由于西医占据了国家卫生行政的主导地位，政府的卫生资源始终投向新式医疗卫生事业，相反，中医基本的生存和发展处处受到限制。歧视中医的思想根源，是认为“中医不科学”。其实，到底什么是科学，是一个很有争议的问题。通常认为科学是通过观察和实验得出，反映客观实际，同时又经过系统表达的知识。

即使按照这样的标准，应用了2000多年的中医药学就算不具备科学的形式，至少是值得加以研究的。所谓“废止中医”显然是错误的想法。可想而知，在这样的环境下，民国时期的中西医更多处于对立与论争的状态，难以客观比较。由此可见，不合理的政策会对学术发展带来不必要的伤害。

中医的变革

尽管备受政府限制，但由于得到广大民众的支持，中医学术在近代仍然得到发展，并且坚持向着革新的方向发展。

“科学化”的努力

从晚清起，中医就学习西方学术的模式，创办中医医院、中医学校和中医学会等机构和组织，加强了学术的交流和发展。另外传统中医的学术模式中确实也有着一些落后的地方，人们对此也提出过许多改良的意见。在近代西方科学影响力不断增强的情况下，人们提出了种种“中医改进”、“改良中医”或者“中医维新”的设想，希望能够借鉴近代科学与西方医学的成就。著名中医家恽铁樵说：“中医不改良，亦终无自存之希望。”如何改良呢？恽铁樵认为要借鉴西医，他说：“居今日而言医学改革，苟非与西洋医学相周旋，更无第二途径。”可以吸收西医之长如生理病理等，但恽铁樵特别强调：“西方科学不是学术唯一之途径，东方医学自有立脚点。”吸收所长不能丧失中医自身的主体地位，这应该是关于中医理论变革较合理的观点。

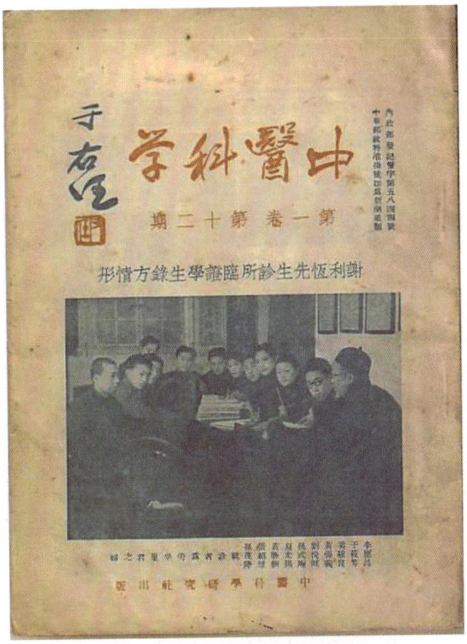

图62　宣传中医科学化的刊物

但是随着中医争取权利的斗争一次次受到打击，有的医家为了尽快获得承认，不自觉地以此符合西方的科学作为追求目标，寄望以此来换得生存和发展的权利。20世纪30年代，为了促进近代西方科学在中国的普及，一些社会人士发起了“中国科学化”运动。受其启发，有关中医改良的言论汇成了“中医科学化”主张，成为当时影响最大的口号。

所谓“科学化”，按照当时半官方机构中央国医馆的说法，是“以我国固有之医药学说，择其确有精义者，用科学方式解释之”。当时首要的就是进行中医学术的系统整理。例如仿效西医体系，编制中医的生理学、病理学等教材，规范中医教学体系，整理中医的病名等。但是用什么方式来进行这些工作，也是一个值得深入研究的问题。当时中央国医馆就有一次不成功的尝试。

1933年中央国医馆通过了著名的“中医科学化”医家陆渊雷执笔的一份《中央国医馆整理国医药学术标准大纲》。大纲开宗明义提出：“以我国固有之医药学说，择其确有精义者，用科学方式解释之。”在这种思想下，首先进行的工作就是所谓“统一中医病名”，中央国医馆向全国各地中医药团体发出《中央国医馆学术整理委员会统一病名建议书》，征求意见。其主要思想是采纳西医病名，将中医传统病名逐一对照归入西医病名体系中。陆渊雷解释说：“整理改善国医药，则根据科学以别立病名，似为当然之事矣。既须根据科学以别立病名，则与西医之译名，当然多数相同。”

但这种做法，引来大部分中医的抗议。上海国医分馆强烈批评说：“依傍西医病名统一国医病名之后，对于治疗学及药物学，如何联络运用，有无充分预备？依傍西医病名统一国医病名之后，对于诊断学如何运用，庶不致与西医之诊断发生歧异？”病名是以理论为基础的，中医怎样用风、寒、暑、湿、燥、火等理论来解释“肺炎”呢？势必只能接受西医的细菌感染的解释。而按这种解释如何辨证用药呢？势必只能将中药按杀菌、消炎的思路来用，那么这还是中药吗？

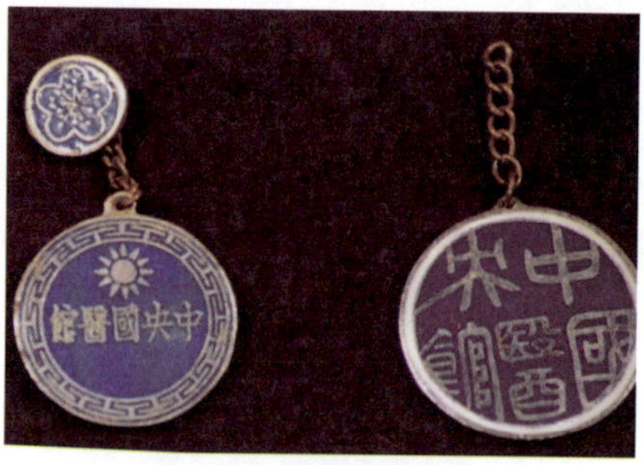

图63　中央国医馆证章

类似的这种论调，实际上是一种“废医存药”的想法，也就是只承认中药有效，不承认中医理论的价值，认为必须通过实验来说明中药的“科学性”。表面上，这种思路很合理，但实际上从中药中研究和提炼有效成分，到目前也只有个别取得成功，大多数中药按当时的研究程度，其所谓的“有效成分”达不到原来中医所取得的疗效，其所谓杀菌消炎作用也达不到西药的效果，中药就变得非驴非马，没有价值了。例如中药石膏可以退热，应用已近 2000 年，但在近代实验研究中并没有找到退热的成分。所以，中医的理论与临床是一个不能分割的整体，中药必须在中医理论指导下应用。在强烈的反对意见面前，中央国医馆后来认识到建议方案的不足，通电全国中医团体收回建议书，同时将陆渊雷等免职，另行研究以中医病名为主的规范化方案。

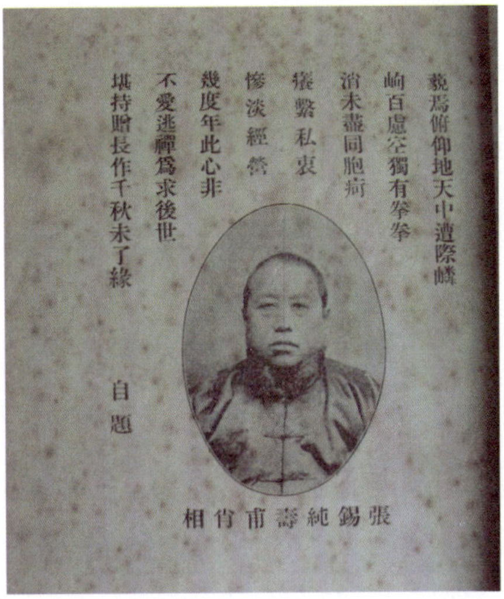

图 64　张锡纯《医学衷中参西录》自题像

吸收近代医学成果

由于西医解剖、生理等基础知识的普及，在近代也有许多中医试图掺用西医生理病理名词解释中医理论、临床和药理。当然由于中西医理论的差异，这种尝试很不成功。不过，由于中西医都是临床医学，在实际应用中就可以相互结合，这方面的探索是很有意义的。

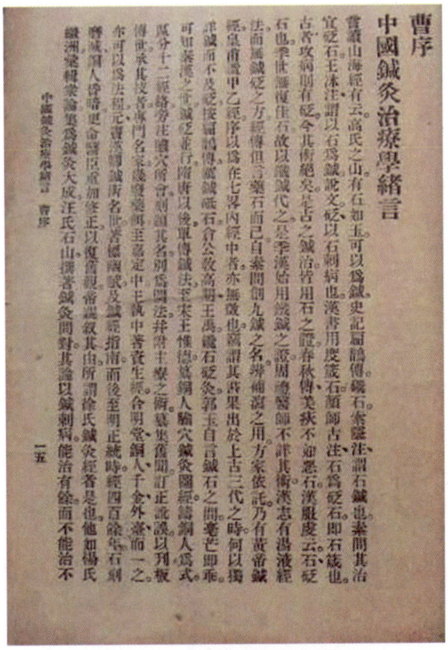
曹序

中國鍼灸治療學緒言

中國鍼灸治療學緒言　曹序

一五

图 65　《中国针灸治疗学》

近代借鉴西医的最有名的医家是张锡纯，他的著作《医学衷中参西录》，顾名思义地体现出他的观点。书中参考西医理论和西药药理，但基本原则是以中医为主。他有一条著名处方“石膏阿司必（匹）林汤”治疗发热。其中，石膏是清里热的传统中药，阿司匹林是解热发汗的西药，张锡纯认为发汗解热也符合中医传统用法，因此中西合用，用于治疗发热效果良好。但是根据中医原则发汗不能太过，因此阿司匹林用量要少，并且要多饮米汤以养津液。可见，张锡纯吸收了中西退热药物之长，但又是以中医的理论为指导，有点“西药中用”的意味，这开创了中西医临床协同的新方式。

而在针灸经络方面，近代医家承淡安认为经络的循行与神经有密切关系，他著有《中国针灸治疗学》（1931 年）“每穴必注明解剖”，讲述穴位局部解剖，并将穴位编成号码，用照片指示定位。这种对穴位的定位和扎针时掌握方向与深浅都很有帮助。

新中国的中医发展

中医政策的确立

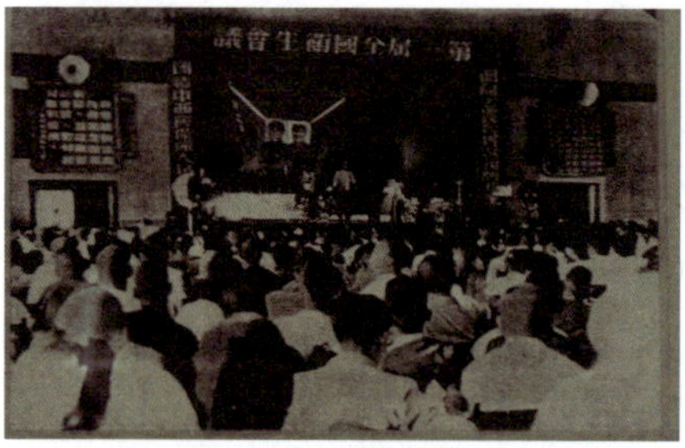

图 66　第一届全国卫生会议会场

1949 年，中华人民共和国成立。建国之际，百废待兴，卫生事业需要解决广大人民的保健需求，任务艰巨。1950 年中央召开了第一届全国卫生会议，毛泽东为大会作了“团结新老中西各部分医药卫生工作人员，组成巩固的统一战线，为开展伟大的人民卫生工作而奋斗”的题词，为中西医问题定了调。会议上确定了我国卫生工作的三大方针：面向工农兵、预防为主、团结中西医。

不过，当时卫生部门执行这一方针却走上了歧路。主导思想也是认为中医落后、不科学，他们理解所谓团结中西医，就是要帮助中医进步，让他们学习西医知识来改造他们。受到这种思想的影响，1951 年卫生部公布“关于组织中医进修学校及进修班的规定”，当年，全国仅存的中医学校均停止招生，原有学生转入西医学校，新开办的中医进修学校成为系统组织中医学习西医理论和预防医学的基地。1951 年卫生部公布“中医师暂行条例”，1952 年公布“医师、中医师、牙医师、药师考试暂行办法”，这些文件要求对现有中医进行资格审查，实行考试制度。但在考中医时要考许多西医内容。考试实施的结果，许多省份有 90% 以上的中医不合格！

这些不正常的情况引起了中央的重视。当时全国四亿五千万人口，所有西医数量不过 2 万人，而且集中在大城市。以借口改造中医来限制中医开业，人民的健康靠什么来保障？1954 年 6 月毛泽东作了如何积极地加强中医工作的口头指示，中共中央书记处书记刘少奇向中央文委副主任钱俊瑞传达了毛泽东对卫生部“歧视中医错误”的批评。同年 7 月中央文委党组成立中医问题临时工作组，开始调查中医工作中存在的问题。此后各地对歧视中医的思想进行了批判，卫生部有关领导的职务被撤销，重新确立了发展中医药的政策。卫生部门成立了专门的中医司，设立中医科研机构，开办中医高等教育。即使在文化大革命的动乱岁月里，这样的政策也未曾动摇过。至 1982 年我国新修订的宪法明文规定“发展现代医药和我国传统医药”，更标志着中医的地位得到国家根本大法的保障。20 世纪上半叶困扰中医的政治性和社会性问题迎刃而解，中医不但被正式纳入国家医疗卫生体系，而且具有与西医同等的地位。这在世界上保存有传统医学的国家中也是少有的。值得说明的是，新中国尊重中医的政策，也没有以贬低科学为代价。可见，旧中国卫生行政部门以中医为卫生事业障碍的顽固偏见，完全可以打破，中医完全可以参与卫生行政，发挥积极的作用。

中西医结合的实践

新中国中医政策的实施，并不意味着中医与近代科学的差异消失了。这里面，领导人的务实态度与哲学眼光起着重要作用。建国初期医疗力量薄弱，政府需要中医积极参与建设，而中医确实在许多方面有着独特的疗效。领导人为此提出了有着哲学高度的医学发展方向：中医与西医结合，成为新的医学。

从 1950 年代开始，全国各地推行了让部分西医脱产学习中医的政策，在发展传统中医的同时，加强了用现代科学研究中医，以求客观认定中医的疗效并阐明其机理。数十年来，中西医结合取得了一些突出的成果，例如对急腹症的治疗。

急腹症是西医对各种腹部急性疾病的总称，一般来说要用手术治疗。当时在西医明确诊断之后，让中医中药保守治疗，取得了很好的效果，避免了不必要的手术。而且中医实践也打破了不少西医的禁区。像急腹症西医一般认为禁止通便，而中医却主要用通里泻下来取得疗效。此外针灸麻醉、经络研究等都获得了许多经验。所以，假如站在医学的根本目标上，平等正视并结合不同医学的长处，对于医学科学的发展是有益的。

在现代社会的科学背景下，如果能用现代学科的语言来说明中医疗效的机理，是有助于人们更好认识中医的。当然，就目前的进展来看，由于研究思路和技术手段的制约，中西医融合成为新医学、新药学的前景还很遥远。

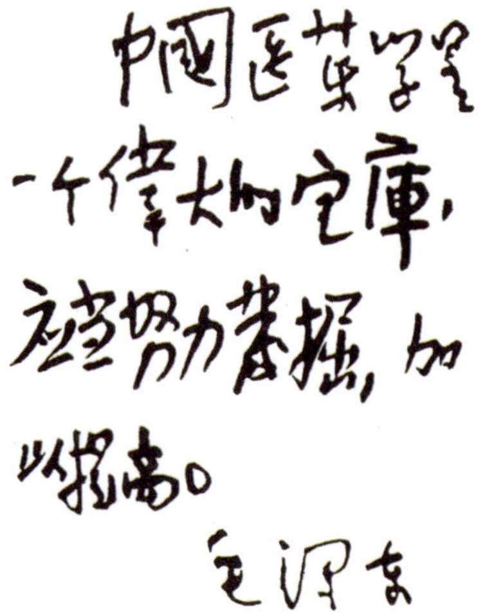

图 67　毛泽东题词：“中国医药学是一个伟大的宝库”

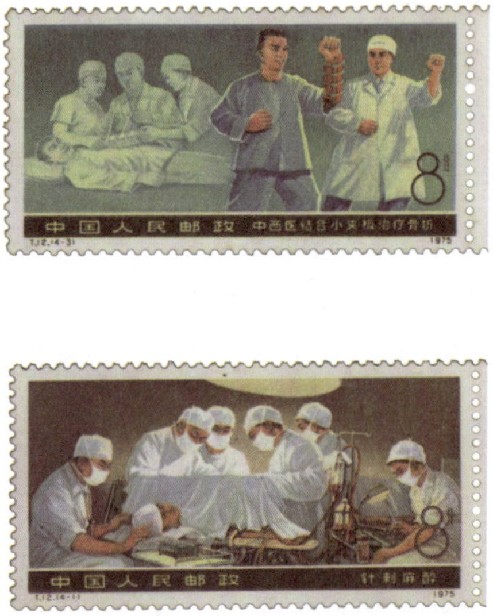

图 68　小夹板治疗骨折、针刺麻醉都是我国中西医结合的标志性成果之一

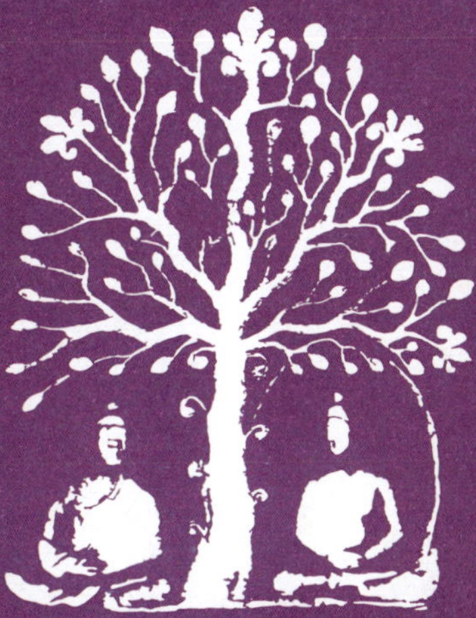

道理篇

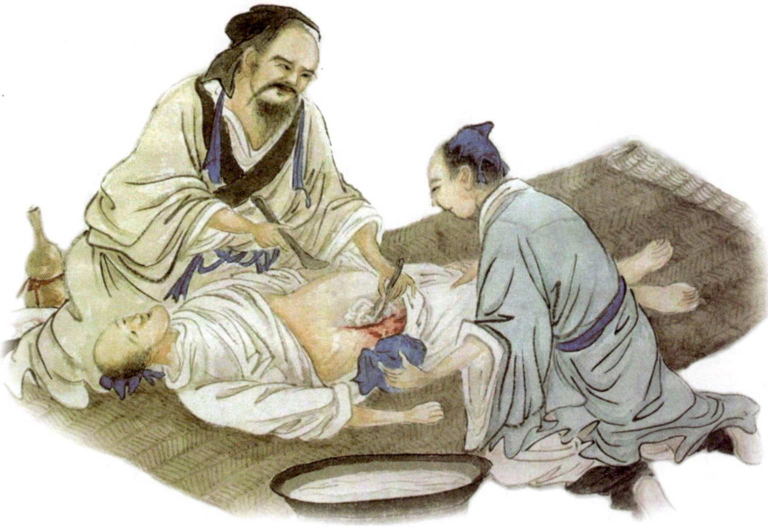

4 医学思维的比较

在“道路篇”里，我们大致浏览了世界医学的历史，知道在近代以前各国医学都属于传统医学，而兴起于西方的近现代医学则全然不同。人们会思考，两者总体上什么不同？近现代医学是否一定将取代传统医学的位置呢？

传统医学智慧的特点

各国的传统医学，是古代人们应对疾病的智慧结晶。既然它在历史上曾不同程度地解决了人类的疾病问题，那么它一定是有其价值的。站在现代的角度回看，传统医学对生命的认识充满智慧。

综合、辨证的思维

疾病的痛苦折磨人类，人们需要了解疾病。但在人类文明的早期，除了像创伤、骨折等伤病比较直观外，大多数疾病的原因和机理并不能直接发现。例如像发热、疼痛、昏迷等疾病有时出现幻觉，很多民族早期就将疾病成因归于鬼神并用巫术治病。

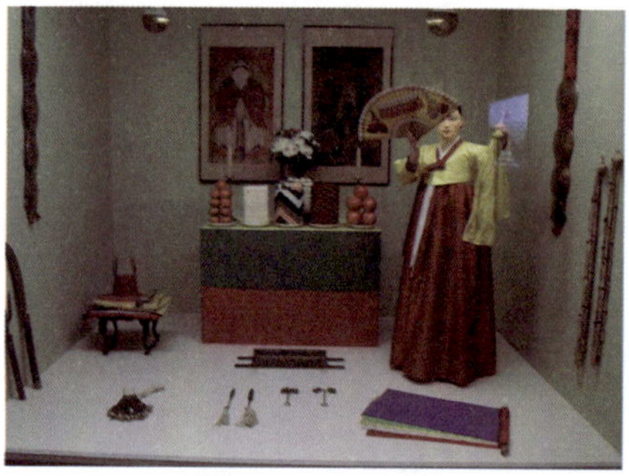

图 69　巫术驱病图

随着文明的进步，人们需要寻求更合理的说法。这时，利用和吸收哲学文化成为必然的选择。不同民族的传统医学也由此产生了分野。不过与现代医学相比，它们在思维特征上有着许多共同点。

首先，它们对疾病的解释都比较抽象。不同文明对生命的认识受到不同哲学的影响，例如中医的“气”、阴阳和五行，阿育吠陀认为人体由风（空、风）、胆（火）、痰（地、水）构成，古希腊医学认为人体由四种体液构成。这些都没办法直接看得到，是人们根据自然现象和人体动态的变化推理出的理论。

其次，都特别讲究身体要素的平衡。尽管对组成人体的元素说法不一，但传统医学都认为它们应该处于平衡的状态。例如古希腊医学认为健康是体内体液平衡的结果，希波克拉底说：“这些体液的比例、能量和体积配合得当，并且是充分地混合在一起时，人就有完全的健康。”中医则认为阴阳平衡，五行关系正常是健康的表现。古印度医学也认为风、胆、痰三原质应维持平衡，不平衡则导致疾病。

第三，都很重视疾病与环境的关系。希波克拉底在西方最早阐述了自然环境因素，诸如水、热条件对人类疾病的影响；阿育吠陀中将自然环境分为干、湿和中间三种地带，认为与疾病有密切关联；中医学也认为疾病会因人、因时和因地而不同。

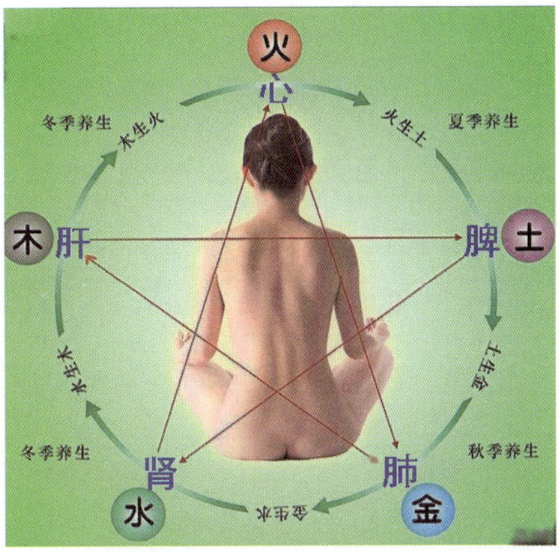

图 70　中医的五行学说中，季节、脏腑等都与五行相配合

第四，都很注意健康的心理和社会因素。希波克拉底说过：“了解你的病人是什么样的人，比了解他们患的什么病更加重要。”他论述了情绪及性格类型对疾病和健康的影响。同样，阿育吠陀将肉体、精神与灵魂三者为一体加以考虑，包含了许多社会、人伦、宗教的问题，认为与健康直接相关。中医则强调“精神内守，病安从来”，重视生活与情绪对疾病的影响，有“七情致病”的理论等。

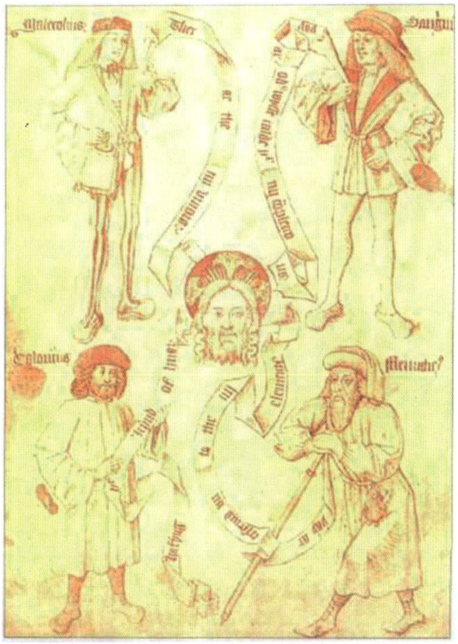

图 71　西方根据体液论绘制的四种气质图。从右上方按顺时针方向，依次为多血质、粘液质、胆汁质和抑郁质，每种体液支配下的精神状态都不同

传统医学这些不约而同的共性，恐怕是人类认识发展的必经阶段。在技术水平有限的时候，借助这些自然哲学的理论能够尽可能地概括各种疾病的特征，也有利于积累和整理治疗经验。

对生命和躯体的整体认识

疾病是在人体上发生的，医学治疗的对象也是人体。因此，近现代医学特别注意人体解剖，力求将每一个部分都了解清楚。相比之下，传统医学对人体的了解似乎不如西医细致，也没有系统的解剖学科。这是不是它落后的表现呢？

各种传统医学之中，古代欧洲的解剖传统更发达一些，这与古代希腊的“求知”精神有关。在古希腊，亚里士多德的“目的论”影响很大，他认为世界万物的存在和结构有一个目的，就是证实神的奇迹；又如毕达哥拉斯学派对数非常崇拜，也认为是神迹的证明。他们相信有至高无上的天神存在，热衷于探索各种自然的奇迹来证明这一点。包括盖仑研究解剖学，也认为是阐释上天神奇的明证。这种“求知”的精神，使他们会认真研究一些在当时未必能应用到实际中的学问，从而对人体的结构了解得更细致。

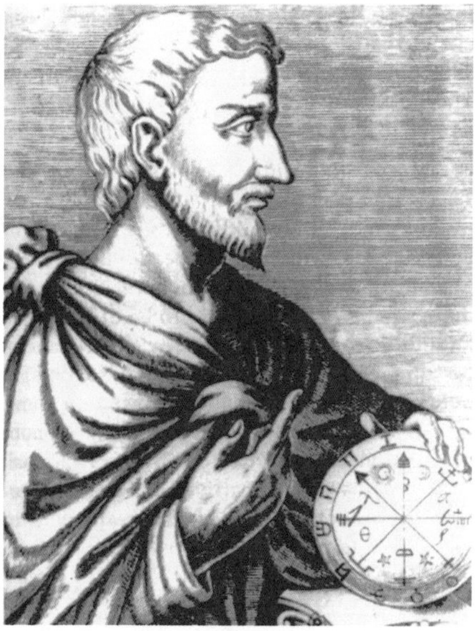

图 72　毕达哥拉斯

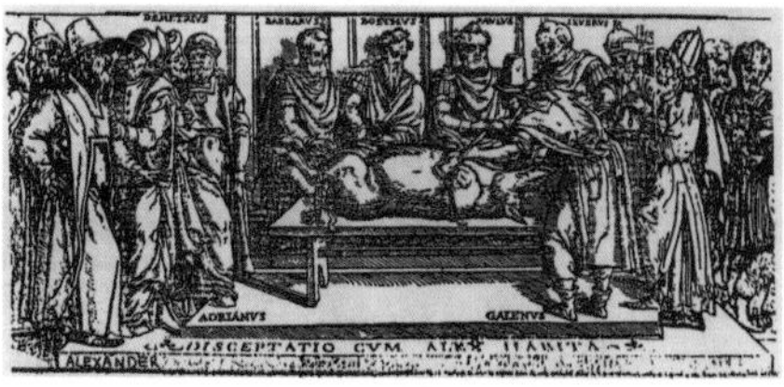

图 73　盖仑在进行动物解剖

在古罗马时期，盖仑对骨骼、肌肉和神经等系统认识都已经很细致，甚至还对动物进行活体切片来检验麻痹的不同，发现了心脏搏动不依赖于神经支配等知识。他进行了一系列实验，例如结扎动脉两端，切开中间，证明动脉中喷出来的是血而不是气；结扎输尿管，证明尿液由肾生成。这些传统后来与科学的实证主义结合，进一步使解剖学成为近现代医学的基础。

既然医学是与人体打交道的学问，那么传统医学的理论不管如何抽象，毕竟还是要涉及到具体的人体。它真的不了解人体吗？其实不是。各种传统医学也曾开展过解剖活动。中医的《黄帝内经》记载过对人体内脏的丈量，与张仲景同时代的华佗，据说发明了麻醉药物应用于手术治疗，史书记载他用“麻沸散”来使病人昏睡，然后进行剖腹手术，病人醒后“不知所苦”。公元 16 世纪王莽执政时期甚至还出现过对犯人的详细解剖，他曾命令太医和屠夫将反对他的造反者王孙庆“刳剥之”，量度五藏，还用竹竿探入经脉以了解其走向。印度古代医学中，《阇罗迦集》中有专门的“身体论”，他们的外科学派也进行手术，对身体的部分结构也很熟悉。

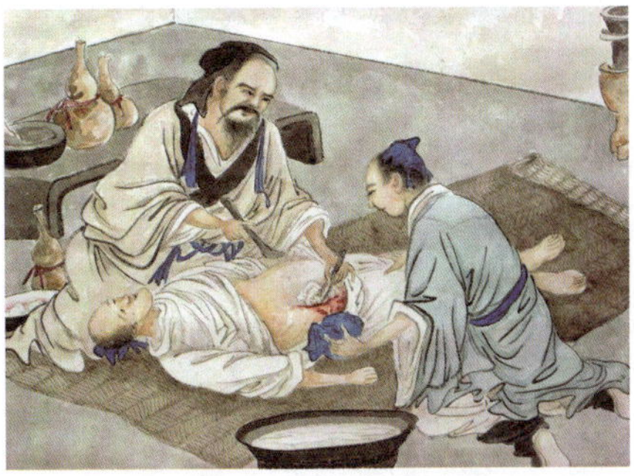

图 74　华佗手术图

但是传统医学并没有将解剖作为最优先发展的基础。之所以如此，有两个原因：一个原因是历史局限。解剖对医学治疗当然很重要，尤其是外科治疗。不过在当时的条件下，医学还不能很好地解决止痛、失血、感染等问题，外科的风险很大。所以，传统医学尽可能避免这些风险较大的医疗手段，而注重于发展无创伤或微创伤的内科或针刺治疗手段。这是符合生产力发展水平的合理选择。另一个原因，是传统医学对生命有更深刻的认识。它们觉得，解剖只能知道肉体的结构，但并不能反映生命的本质。例如在古代中国，人们认为生命的本质是气，但无论是尸体解剖还是活体手术都看不到这种“气”，所以，仅仅观察躯体并不能真正解释生命。这种生命之“气”体现在身体的机能与运动中，通过总体上观察身体的表现和动作的状态就可以获知气的充盛与否，而刳剥尸体却并没有什么帮助。

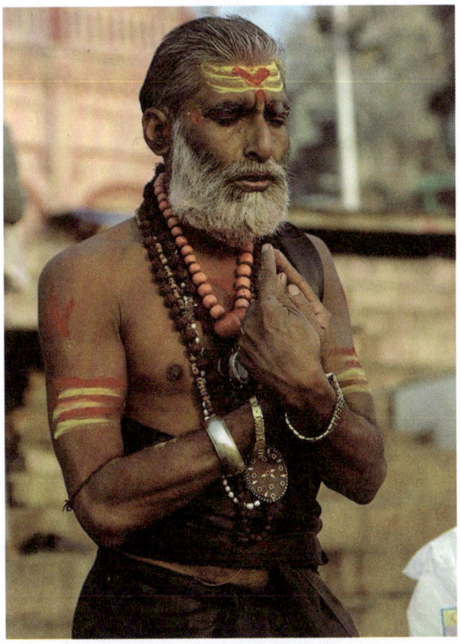

图 75　印度的冥想者

“生命”是什么？这是一个带有哲学意味的命题。在西方，灵魂与肉体被视为可以分开，生命是神创的。但东方传统文化，用“气”这种物质很好地诠释了生命现象。传统医学中的“气”并不虚玄，是实实在在可以感知和调节的。这不能不说是富含极大智慧的高级思维。

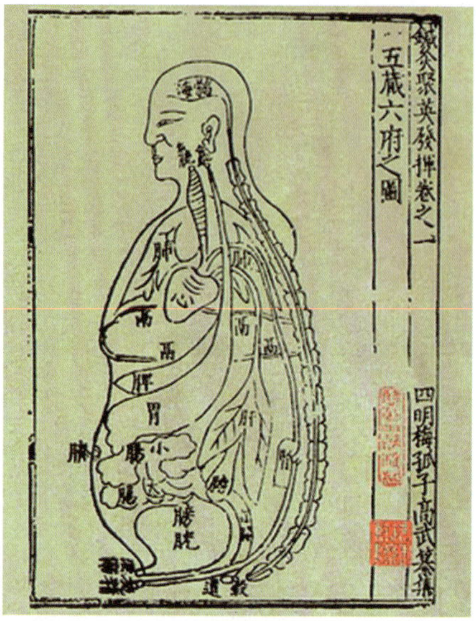

图 76　中医古代的脏腑图，虽然并不精确，但大致能反映其基本位置

古代印度的文化与中国有些类似，而且始终笼罩在浓厚的宗教氛围中，从早期的婆罗门教，中间兴起的佛教到继之而来的印度教，教理和信仰提供了许多问题的答案。

所以，传统医学与现代医学的区别，并不是有没有或是否重视解剖。从医学史中我们看到，在解剖认识的基础上，还要有其他科技的发展，才能发展成为现代医学这样成熟的外科治疗体系。在古代，解剖学的发展还不足以解释医学实践中的应用问题，所以传统医学更擅长于从整体上分析人体功能的变化，来推断疾病的成因和转变，从而形成各种人体生命理论。这种在历史条件下形成的独特智慧，对人类的生命科学也是非常有意义的。

近现代医学的优势

近现代医学的优势，简单来说就是“科学”。请注意，这里的“科学”二字不包含任何褒贬的含义。而只是说，近现代医学与西方近代以来的自然科学是一致和相通的。它有以下几个特点：

首先，它遵循近代科学的客观实在论原则。简单说来就是“眼见为实”。由于技术的进步，“眼见”已经不局限于宏观的解剖观察，而是发展到显微镜观察，而且细微的程度日益深入，从细胞、分子直至基因。结构的异常对应着不同种类的疾病，在这一领域近代医学的成就最为突出。它致力于寻找和解决有病灶的疾病，而且取得了越来越多的成功。

其次，它遵循严格的因果思维。近代医学具有科学的基本特征，即建立在实验的基础上，具有逻辑上的一致性，实践上的可检验性。人体的生理和病理必须通过实验来说明，不允许抽象的推理。疾病的认定、病因的确立和治疗方法效果的评价等，也都要以严格的因果关系和数理方法来确定。这使近现代医学的知识具有确定、清晰、易于理解的优点。病人就算没有医学知识，在医院拿到检验结果，单纯看那些指标升高或降低的箭头，也知道有没有问题了。

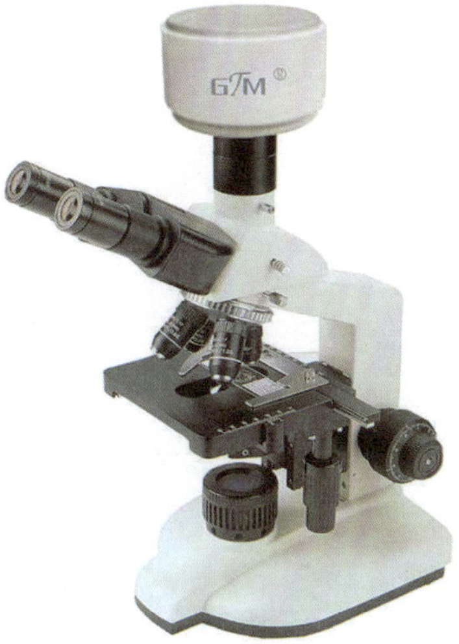

图 77　不断发展的显微镜技术

第三，它深刻地介入社会和政治。近现代医学不再是仅仅关注个体的医疗，它深入地介入近代社会管理的结构之中。法国社会史学者福柯指出：近现代医学最重要的特点之一是与国家权力机器结合。卫生不再是各人自扫门前雪的事，医疗成为公众问题。它要求政府对健康负起更多的职能，涉及到医疗费用、医疗法律等一系列经济和社会的问题。这点是近现代医学与传统医学最大的区别，恐怕也是世界各国在建立医疗卫生系统时无不选择以西医为主体的根本原因。

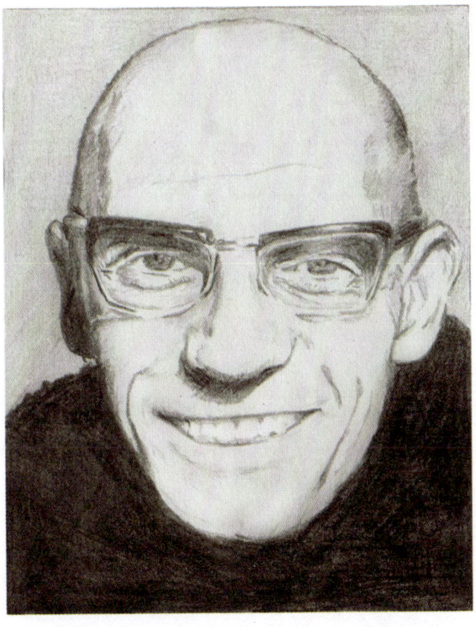

图 78　福柯（Michel Foucault，1926—1984）

由于这几方面的原因，再加上依靠自然科学进展带来的技术进步，近现代医学在一些传统医学不擅长的领域（例如对躯体的手术治疗、公共卫生等）取得了突破。伴随着近代西方殖民文化的扩张，西方医学迅速传播到世界各地。

不过，尽管现代医学的成就越来越多，人们还是应知道它也是有局限的。例如，一味寻找结构异常的思维并不能解释一切疾病。举例来说，结构有异常不意味着一定有病，有疾病症状也不一定有身体或检验指标的改变。人的健康还经常受到情绪和各种社会因素的影响，在这些方面现代医学办法不多，有时还不如传统医学的方法管用。

传统医学的科学性

我们刚才试图不带感情色彩地使用“科学”这个词，正是由于在日常生活中这个词被赋予了太多感情色彩。例如一件事被说是“不科学”的，那就意味着它一定是不好的。

这种情况说明“尊重科学”已经越来越成为人们的意识，这当然是好事。不过人们是否注意到，有些比较复杂的问题，有时很难简单地用是否“科学”来评价，而“科学”与否的标准，也是随着认识的进步而不断变化。

说起这个问题，就是因为经常有人认为传统医学不科学，甚至要取消它。他们的理由之一，就是传统医学的理论“虚玄”，没有建立在解剖或实验的基础上。其实，尊重客观存在的事实，才是基本的科学精神。作为医学来说，首先要看它有没有完成使命，有没有起到护卫健康的作用。如果有，那么即使它的理论与现代科学不同，至少也应当承认这是一个值得研究的科学现象，决不能轻易地就说“废弃”。

我们可以试就“科学”知识的一些常规原则来看一看中医。在前面我们看到，在中医与西医的碰撞中，争论的焦点之一就是“科学”与否。包括近些年来，一些科学界人物仍然认为中医不科学，甚至主张要让中医退出卫生行政系统。

中医作为一种有成熟理论和长期积累的知识体系，真的与科学不相容吗？

首先我们看实验的问题。自然科学多数通过实验获得知识。但是我们不要被形式所迷惑，以为那种摆满仪器和放着小白鼠的实验室才能做实验。其实中医的临床本身就是实验，一种治疗有效还是无效，结果是显而易见的，经过总结就成为医学知识。现代科学实验之所以利用小白鼠等动物，是基于伦理的考虑，避免未经验证的药物副作用损害病人。但是传统中医的治法并非现代在实验室里发明的，它已经经过了2000多年历史的检验。在当时，有的先人们可能为后人做出了牺牲，例如古代相信服食丹药可以长生不老，结果反而中毒身亡。然而经过长久演进，那些有害的方法已经被甄别或淘汰，今天保存下来的中医知识，大部分都是经过反复验证的，是安全无害和疗效确凿的。所以说，中医疗效是经过千锤百炼得到的实验成果。中医的知识从实践中来，与自然科学通过实验获取知识的原理是一致的。而且，今天的中医为了更好地发展也在适当开展实验研究。例如为了研发新疗法和新药物，或者为了进一步检验药物的毒副作用时，也要通过实验数据来获得支持。

其次，中医疗效是否经得起“重复”？重复是现代科学很强调的要素，在完全相同的条件下，应当有完全相同的结果，这才是科学。而有人看到中医诊脉的说法经常因人而异，同一种病也可能开出不同的处方，就说中医的治法不确定，难以重复，不符合科学的准则。

其实中医的治疗完全是经得起重复的。中医理论完全符合重复性的标准。例如《伤寒论》里有“麻黄汤”证，假如病人完全符合麻黄汤证的所有条件，肯定可以一方而愈，绝无疑问。只不过就像西方哲人所说：人不能踏进同一条河道。现实世界中永远没有完全相同的事物，任何事件一旦发生都不可逆，因此重复只能是相对的。中医治疗现实中不同的人，世界上没有任何两个病人会完全一样的。而中医的辨证论治，又是特别重视人的个性差异性，与西医根据化验指标来确定治疗方法不一样。

仍以“麻黄汤”证为例，它有一定的诊断标准，可是在现实中人体情况千差万别，中医根据症状判断是麻黄汤证之后，还要根据病人的体质强弱、发病先后、病情轻重进行药物上的加减调整，而不一定是单用麻黄汤里的几味药。这种调整是局部的、次要的（但不是可有可无的），不妨碍主要的治法。这种情况也应该属于重复验证，它是基本定理在应用时的变化，变化的依据尽管不是精确定量的数值，但完全是人的知识能力能够把握的。所以，中医治疗的方药总会千变万化，给人不一样的感觉。实际上从方法来说，寒证用热药，热证用寒药，这些原则也是经得起反复验证的真理。

总之，如果没有科学基础，就不可能有疗效，中医也就不可能存在到今天。所以，中医的科学性是无疑的，只不过在形式上和内容上不像某些自然科学那么明显。认识中医，我们需要更新科学观念。现代科学界新兴起的复杂性科学理论，就能用来更好地说明中医思维的特点。真正的科学精神，首先是正视客观事实，再去分析和研究，而不是用已有的模式来套现象。因此，那些轻率地要废弃中医的言论，恰恰才是缺乏科学精神的表现。

古老的传统医学在现代社会仍发挥着相当重要的作用。中国正是认识到这一点，才在国家卫生政策中强调“中西医并重”，坚持发展传统医学，使中医学术的延续与发展比其他传统医学更好，也使民众有更多的选择。

中医药学的独特魅力

不同民族的传统医学各成体系，各有特色。但客观地说，中医学在其中更为成熟，成就更为突出。即使与现代医学相比，其价值仍然十分突出。

在传统医学中一枝独秀

中医学之所以在传统医学中一枝独秀，主要有以下几个方面的原因：

第一，中华文明的延续性。在世界各文明古国中，中国文明发展的连续性是十分突出的。这主要表现在两个方面：其一，中国作为一个政治实体在其发展过程中未曾为外来因素所中断。其二，中国文明在文化发展史上也未曾有断裂现象。相比之下，公元前 2000 年，印度河流域文明和爱琴文明先后灭亡了。公元前 1000 年前半期，埃及和两河流域的文明开始失去政治上的独立，从属于波斯帝国的统治之下。古希腊与古罗马文明，也先后在历史上中断过。

与其他古代文明相比，中国古代文明的连续性十分突出。中国文明产生于金石并用时代和青铜时代，经过夏、商、周三代的连续发展，到春秋时期进入铁器时代。经过春秋、战国之后，继续向秦汉以后的更高阶段发展着。历史上中原地区也发生过民族的迁移和战争，建立过不少以少数民族为最高统治者的政权。但朝代虽有分合或更替，传统的思想学术和道德价值观依然得到延续。中国作为政治实体，在历史上从未被外力所中断。

延续性对文明的深入发展是十分重要的。古希腊文明的中断，古印度文化的

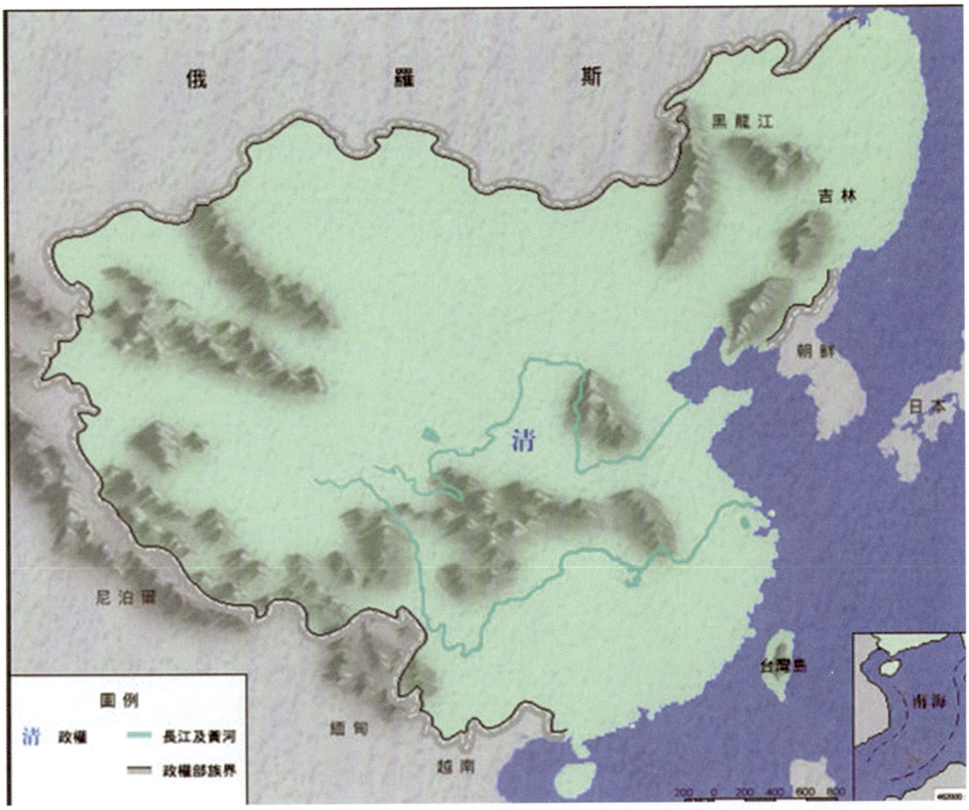

图 79　西部群山，朔北大漠，东南环海，特殊的地理环境使中国文明很少受到外来破坏，延续至今

断裂，虽然文明本身没有完全消失，但是来自其他文化的传承者对原有文明的敬仰与理解在一定程度上难免大打折扣，甚至产生了各种偏移。而中国传统文化始终是传统医学的发展基础，在不同时期都成为医学理论创新的源泉。文明的稳定性也为医学经验的长期积累提供了基础。

第二，理论的深刻与辩证。不同的文化，并不能说有优劣之分。但是医学领域内，也要看谁能最好地辩证、灵活地应用理论解决实践问题。阴阳五行学说、四体液说和三原质说，都是从不同角度说明人体生理病理功能的理论。但相比之下，中医的理论更加深刻而灵活。

科学知识是越简洁越好的。中医的阴阳就是这样一种理论。它虽然将世界事物分成两类，实际只用了一个原则。我们看太极图，区分阴阳只用中间那条 S 形曲线，位于左侧就是阳，位于右侧就是阴。如果用语言表述会复杂一些，但也非

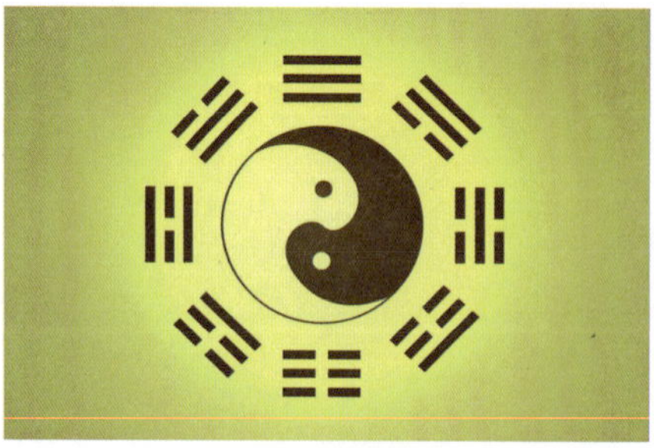

图 80　太极图

常容易理解，例如光明、运动、向上、热烈属阳，黑暗、静止、向下、宁静属阴。阴阳理论简洁但并不简单，在阴阳之中又可再分阴阳，无限可分，但其原则都是一致的。用这样的理论作为基础，对人体的认识能够既深入又灵活，还能很好地将人体的阴阳与自然界的阴阳相联系，为诊断和治疗提供理论支持。

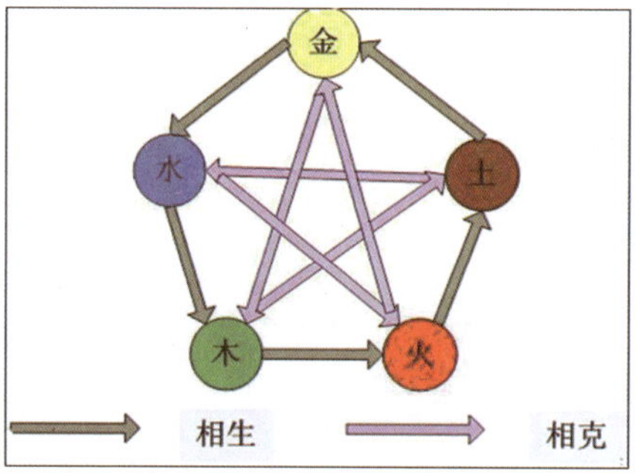

图 81　五行相生与相克

印度的三原质说、古希腊的四体液说和中医的五行学说就比较复杂，分别用到 3 种、4 种和 5 种原则，才能将人体各部分概括进去，而且有些说法比较牵强。例如一个部位是属金还是属木，一种病属胆还是属痰，要说清就比较费周折，也容易出现分歧。但在这三种学说之中，中医五行学说又有另两者没有的优点，就是相生相克学说。这更好地体现出人体各部分相互依赖和相互制约维持平衡的特点。

所以，中医的阴阳与五行理论相结合，尽管仍有一些不完善的地方，但只要能善于应用，就能很好地服务于临床，显得比其他学说都更成熟。

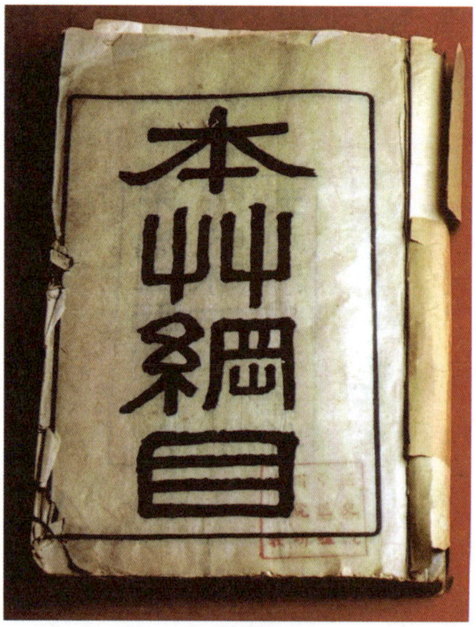

图 82　《本草纲目》

第三，丰富的技术和经验。

传统医学虽然都以天然药物和自然疗法为特征，但在具体方法方面，中医技术的丰富性也是无可比拟的。在药物方面，中药从《神农本草经》的 365 种，发展到明代《本草纲目》已经有 1892 种。而由这些药物组成的方剂，至明初《普济方》收录已有 61 739 首之多，如果灵活加减更是无穷无尽。

其他传统医学有的也应用复合药物，但没有中医方剂君臣佐使、七情和合这样完整的理论。在张仲景时代，中医运用药物的种类和组方的复杂程度就已为其他医学体系所不及。除了药物，中医还有最具特色的针灸，这是在中医独一无二的的经络学说基础上的创造性运用。中国人认识到了对身体某些部分的刺激可以影响到局部或全身，能够调节身体功能，经络学说把这些认识系统地组织起来，形成一个指导性理论，发展出了针灸医疗体系。尽管经络不是可以通过解剖发现的结构，但它在解释人体的感觉和反应等现象方面确实有非常独特的价值。

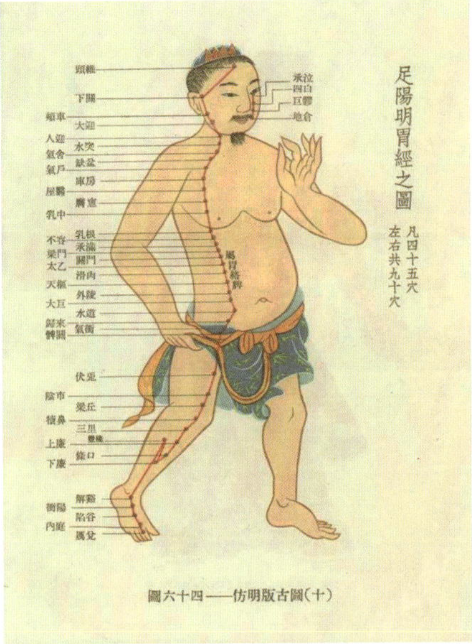

图 83　古代经络图

正是由于以上各种原因，传统中医学在成熟的理论指导下，技术成就不断累积，并去芜存菁，因而在传统医学范畴中一枝独秀。

中医发展的“李约瑟难题”

前面谈到，近现代西方医学对生命的认识有着新的进展，成为人类生命科学史上的重大进步。既然中医学在传统医学中最为突出，为什么这种进步没有发生在中国，使中医药学百尺竿头更进一步呢？这是一个医学史中的“李约瑟难题”。

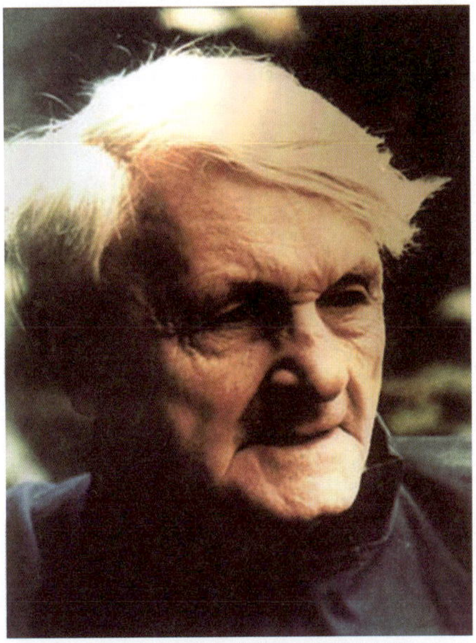
图 84　英国科技史家李约瑟曾提出疑问：中国宋元时代自然科学领先于世界，为什么后来没有先于欧洲发展出近代科学？

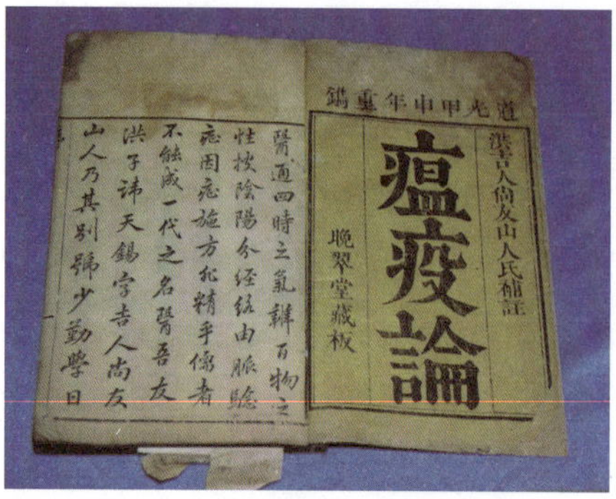

图 85 吴又可的著作《瘟疫论》

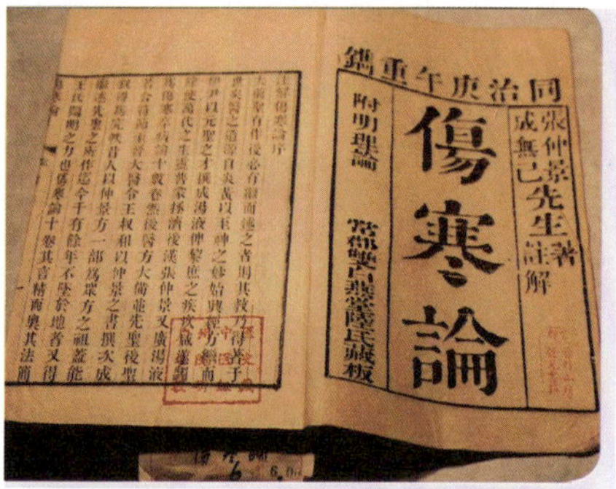

图 86 《伤寒论》确立的辨证论治原则一直指导中医临床

学者们对“李约瑟难题”有过许许多多的解释，有人说是科技文化传统不同，有人说是政府经济制约等。这些都很重要。在医学方面也是如此。例如明代末年有个著名中医学家吴又可曾提出一种关于瘟疫的“戾气学说”，认为有一种特别的“戾气”导致传染性疾病，它虽然看不到，但是客观存在的，可以通过口鼻传播。假如把“戾气”这个词换成“细菌”，我们发觉他说的基本与西方的病菌学说相近似。但是，没有显微镜，没有近代观测手段，最终这种学说没有发展成微生物学。而戾气学说对辨证论治意义不大，也没有继续发展下去。反而吴又可认为瘟疫多数是温热性质这一观点更有价值，影响了中医治疗的方法原则。

另外，中医也观察到疾病传染的多种因素，也有人提出过要隔离瘟疫病人和注重卫生的主张，但这些在中国并没有发展成为政府的公共卫生制度。因为在农业社会里，瘟疫的危害远比流动性强的商业社会要小，加上封建政府缺乏公共服务意识，所以中医治疗瘟疫虽然不乏手段，但个体性的解决方案没有上升为群体性的公共卫生学。这些都是科技、文化、体制等外在条件的制约。

如果单纯从医学角度来说的话，中医药学理论的成熟可能也是影响变革发生的原因。因为中医理论和技术手段丰富多样，临床疗效也相当显著。还是以传染病为例，没有病菌观念的中医是如何治疗传染性疾病的呢？其实它与治疗中医其他疾病一样，根据人体的反应来辨证。不管是什么细菌（或者说“戾气”），它侵犯人体必然引起一系列的病理反应，表现出特定的症状。这种反应基本上没有超出中医对人体疾病病理概括的 “证”的认识，因此同样可以用辨证论治的方法来治疗。治疗的机理不一定是直接杀死病菌，但是有效的治疗可以改变身体的功能，在症状改善的同时也就使病菌失去生存的条件，起到间接杀菌的作用。

中西医并存是中国近 100 年来的事实，中西医并重则是我国卫生事业独有的国策。这丝毫不会造成卫生事业的障碍，相反中医在很多方面补充着现代医学卫生行政的职能。其实，把传统文化视为负担与阻力，是缺乏民族自信与创新勇气的表现。这种思想有其特定的社会历史根源，然而那个时代已经过去了。现代文明倡导多元文化和谐共存，目前重要的是如何合理定位、优化两种医学的资源配置，使医学“保卫生命”的职能更为完善。对于个人来说，当然也存在如何合理选择治疗方式，使自己的健康更有保证的问题。

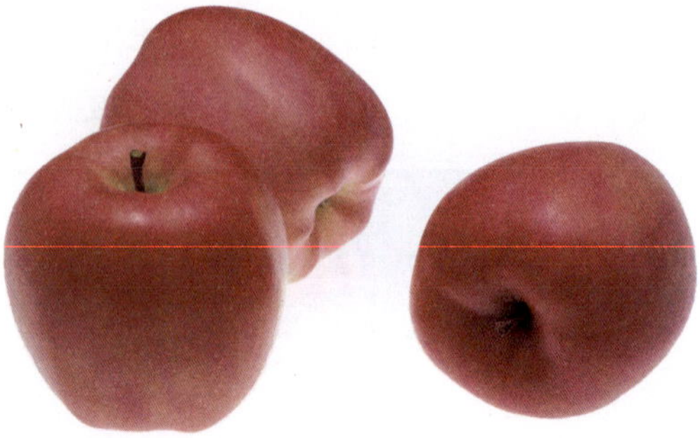

中西医的选择与配合 5

以中医作为传统医学的代表，与西医进行一番对比，可以更清楚地知道两种医学体系的各自优势。

从中西医学的发展史我们看到，在应对同样的问题时，不同的文化带来不同的结果。科技发展史通常认为新的总胜于旧的，这在一定范围里是对的，例如现代西医胜于近代西医，现代的中医比传统的中医更全面。但我们不能说后出现的近现代西医一定胜于历史悠久的传统中医，因为这涉及到跨文化的问题，简单比较就不正确了。这就是了解中西医学一定要从历史和文化说起的原因。

文化不存在整体上谁优谁劣的问题，只能就某一具体事情比较谁的结论更准确或者更实用。假如在传统医学领域内比较，中医学在历史上有着一些优势。而与现代医学比较的话，则既要注意跨文化的比较，又要注意时代发展的不同，结合中医在现代社会的作用来思考，看看从医学的根本目的出发，它们对健康各自能发挥什么作用。

中西医学观念对对碰

医学史被近代科学的诞生划分成两个截然不同的阶段。人们习惯于认为，历史总是进步的，今天比昨天更美好。这种观念可能不一定正确。至少，过去并非一无可取。各个民族历经千百年的经验，会有许多合理的内容可供我们借鉴。

健康与预防

中医有一句名言，叫“上工治未病”，意思是最高明的医生，能够在疾病产生之前给予治疗（即预防）。古书《鹖冠子》中记载有一个故事：

魏文王问扁鹊说：“你家兄弟三人，都对医术很精通，到底哪一位最好？”扁鹊回答道：“长兄最好，中兄次之，我最差。”文王又问：“那为什么你最出名呢？”扁鹊答：“我长兄治病，是治于病情未发作之前，由于一般人不知道他事先能铲除病因，所以他的名气无法传出去。我中兄治病，是治于病情初起之时，一般人以为他只能治轻微的小病，所以他的名气只及于乡里。而我是治于病情严重之时，又放血又敷药，好像最忙碌。结果人们就以为我的医术最高明，名气响遍天下。”

这个故事虽然虚构，说的却是实情。疾病的发生都是有起因和过程的。越早消除病因或用药调整越容易阻止它生成和发展。现代医学有“三级预防”的区分，其中一级预防是病因预防，即尽量阻止致病因素对人体的侵害；二级预防是对疾病早发现、早诊断、早治疗；三级预防是针对疾病后期的康复治疗。可见中西医学在“防患于未然”的认识上是很接近的。但是在方法和手段上，两者不完全相同。

中医对疾病的形成和发展的认识，主要是基于“正”与“邪”两方面的对立。所谓“正气”是指人体的健康状态和抗病能力，“邪气”是指外界容易导致疾病的各种因素。凡是正气充盛的话，外邪就不容易入侵。怎样使正气充盛，也就是怎样保持身体健康呢？各种医学都有一些相同的原则，例如要营养均衡、积极锻炼、增强体质等。不过具体如何评价，中西医方法就不一样了。

西方的卫生医学重视客观数据，例如观测你一天的热量摄入与消耗，监测心率、肺活量、体重等指标，测定食物的成分与微量元素等。它对人体健康的认识，建立在各种物质和能量均衡的基础上。例如经测算成年男子（体重 60 公斤计）每天需要 2400 ~ 4000 千卡热量，那么你每天的饮食所提供的热量就应该在这个范围之内；饮食中各种元素要均衡，如应含一定的铁、钙等等。相应地每种食物也都可以标出每单位含多少热量、元素等数值，供人们参考。其他还有各种各样的身体检查指标，在体检或医疗诊断上有着不同的意义。

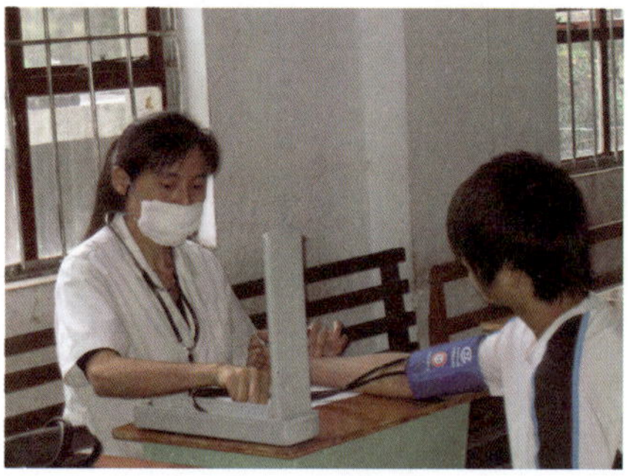

图 87　体检

传统医学关于健康生活的知识与此很不相同。在古代的生产力条件下，人们还做不到精细检测各种指标数值。但对人体健康状况的判断，可以不必依赖微观数值，从宏观上就可以给出总体判断。传统医学注重人的精、气、神，简单来说，精、气、神三者是对人体功能活动的总的概括，这三样仪器测不到，但它可以通过中医望、闻、问、切的四诊手段来感知。有的人可能西医检测各项体质指标都正常，偏偏就是觉得精力不够；有人的可能心率、肺活量等达不到平均标准，但精神很好。中医认为关键在于了解自己，行为有度，不要强求力所不能及的事情，就能保持健康，并强调根据人的体质不同来相应调理和保持健康。

中西医两种方法应该听谁的呢？其实，对健康的认识是越多越好，越细越好。两方面的检测人们都应该参考。但人们应该注意到一点：中医的诊断是以人体的主观感觉和身体的细微变化为依据做出的判断，跟我们自己的感受比较吻合；而西医的检测指标主要依赖仪器测量，其结果可能在人的实际感觉中不能反映出来。例如，有些病人通过体检发现血糖偏高，但还没有明显的症状，这时检测指标就能帮助医生早期诊断和早期治疗，这是现代科学在早期预防方面发挥作用的一面。

但是也有相反的情况，可能体检没问题自我感觉却不舒适，这就是现代流行的“亚健康”的概念。按照西医的标准，如果病因的检测和身体指标都正常，那就没有问题，是健康的。但确实有许多人虽然检测没有问题，却经常性地觉得疲乏、精力不足、慢性疼痛等。因为这些症状按西医临床标准仍然是没有病，但又不能说是完全健康的，所以才有“亚健康”的说法。很明显，这种说法补充了西医健康概念的不足，其实从中医来说，这些症状本身就是身体病态的表现，可以做出医学诊断了。由此可见，中西医的认识结合起来的话，它的覆盖面会更大，对健康更有利。

另一方面，传统医学还很重视心理、情绪因素对健康的影响。西医虽然也有心理健康的说法，但对心理和身体的检测是由不同部门用不同的检测手段来做的。中医的知识体系则是将心身两方面结合在一起，更方便综合判断人的整体状态。这也是中医的优点之一。

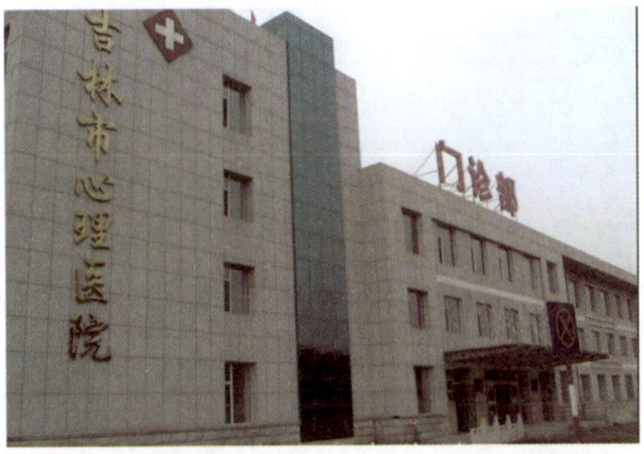

图 88　现代医学中心理是一个专门的学科

由于中医对人的自我感觉症状比较重视，治疗上也有特点，所以对亚健康能发挥积极的作用。现代社会中，通常由于西医的指标清晰，人们比较容易注意，而对传统文化了解不足，人们对中医的养生原则是不太了解的。有一个中年男子，他一直相信锻炼有益于健康，每周打两次网球，每次都在 3 个小时左右，这个过程中他并不觉得疲倦，而长期坚持下来他的体型和体质指标都很好，完全符合西医的健康标准。可是这时他患了性功能不足，屡治无效，只得求助于中医，中医诊断后认为他体质属于气虚，而过度的运动和出汗是损伤正气的，于是让他减少运动，并用补中益气中药治疗，几个月之后就康复了。这些例子并不是否定运动有益健康的说法，但说明是否有益并不是单靠仪器检测来衡量的，病人的感受最重要。传统医学在这方面提供了很多的治疗方法。

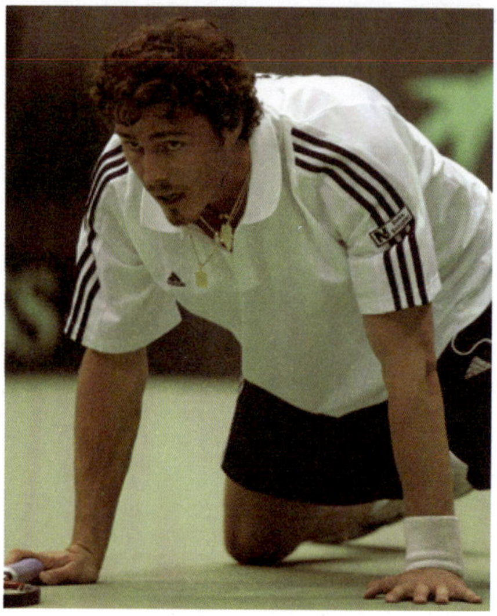

图 89　职业运动员参加竞技运动有时也体力不支，人们参与运动应量力而行

预防疾病还有很重要的一个问题是消除各种病菌，避免传染病的发生。客观地说中医在这方面有所不足。虽然中医药治疗瘟疫有着很好的作用，但假如让毒性强烈的病菌进入人体，可能再去杀灭就已经晚了，自然不如阻止它进入人体为妙。由于历史的局限，古代没有具体的病菌知识，不能有针对性地阻断传播途径。现代医学关于病原微生物的知识比较清晰，现代社会的公共卫生原则都是建立在这些认识的基础上的。在今天中医也应该学习这些知识。但传统中医强调通过养生增强体质和抗病能力的原则，也同样有现实价值。可以说，“扶正”（扶持正气，增强体质）与“祛邪”（预防与杀灭病菌），中西医这两方面长处的结合，在预防传染病方面可以发挥最为合理和优化的效果。

所以，什么是健康，怎样才能很好地维护健康，如果对两种医学的观点都能很好地了解，综合起来就会更加全面。

疾病与诊断

疾病是人体正常的形态和功能的偏移。对于疾病的认识，中西医有共同点也有不同点。

中西医对疾病有不同的划分方法，先从大分类来说说它们的异同。

西医将疾病分为生物病原体引起的疾病和非传染性疾病两大类。所谓生物病原体，就是细菌、病毒、支原体、衣原体之类，这些微小生物寄生于人体，不断繁殖，造成人体功能失常，还可以通过特定途径反复传播。发现这些微生物必须借助显微镜等仪器设备，所以，诊断这类疾病是近现代西方医学的特长，包括中医在内的传统医学对它们认识都不够深入。

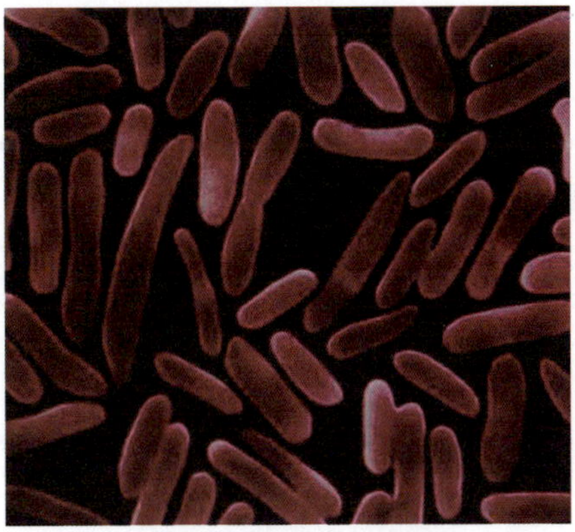

图 90　显微镜下的细菌

非传染性疾病，包括遗传、物理和化学损伤、营养、代谢、内分泌失调、免疫、心因性和老年性疾病等。这些疾病有些病因清楚，有些病因不明但基本病理明确（就是通常说的指标改变），只有极个别病因和病理不明者。

中医也将主要的疾病分为两大类。一类叫外伤，一类叫内伤（还有少部分叫不内外因，暂不讨论）。外伤，指遭到外界病邪的侵袭而致病，这些病邪指风、寒、暑、湿、燥、火，也包括所谓“戾气”等；内伤，指没有明显外邪，由情绪、饮食、体质等不同状况引起的身体健康改变。

中西医的这种分类，相同之处都是从疾病的来源（外源或自身）来划分。外来的病因就想办法驱除，内源的就想办法调整恢复。这样的思维方式也是完全一样的，只是分类的术语不一样。在疾病的名称方面，中西医也都是围绕着病因、病理特征或者核心症状来起名。但同样由于学术语言不同，导致疾病名称也完全不同。如西医的支原体肺炎、高血压病、糖尿病等，中医的风温、郁证、消渴等。将谁的名称放入对方的体系中都难以理解。

中西医虽然是两套语言体系，不过它们所描述的对象实际只是一个，那么能不能相互翻译呢？像我们学外语时，中国人指着一只水果说“苹果”，英国人则说“Apple”，这样我们就能对应起来了。中西医能不能这样呢？多数还不能。因为疾病是不能直接看到的，能看到的是“症状”，症状是疾病的表现之一，对症状的认识有着学术思维的差异。假如一个病人体温很高，中西医都说他发热，西医查了各种

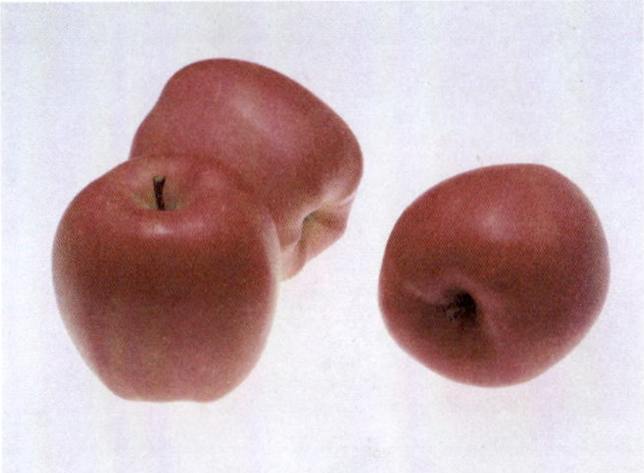

图 91　苹果

指标后可能说“上呼吸道感染”，中医摸脉辨证后可能说“风寒感冒”。但下一个病人来，西医还是诊断“上呼吸道感染”，中医却可能诊断为“风热感冒”；或者另一个“风寒感冒”的病人，西医的诊断可能是“流行性感冒”。

在诊断方面，西方医学依靠检测仪器，很多诊断是很明确的。近代西方医学之所以被称为生物医学体系，就是因为它在寻找生物病原体方面的成就越来越大。以前的各种传染病，由于病原体的发现以及对应的抗菌药出现而很大程度上得到了控制；以前被认为是不明原因的内科病，随着科学进步有的也被发现与微生物有关。例如消化道溃疡与幽门螺旋菌的关系，在 2005 年有关研究者还获得了诺贝尔奖。所以，生物医学体系始终是西方医学最重要的特征。擅长对单一因素造成的疾病进行客观的诊断和治疗。人们还记得在 2003 年 SARS 流行的时候，疾病预防研究者就病原体是衣原体还是病毒进行过一场大论争，最终证实是冠状病毒。一旦找到病原体，就能开发出诊断试剂，进行快速而明确的诊断。可见西医诊断疾病，是通过观察和实验寻找到疾病的判断标准，标准越简单越明确越好。

相对来说，中医诊断主要还是用传统的个体诊断法，通过望闻问切来感知病人身体的改变，从而做出判断。望闻问切，对医生的学识和经验要求都是较高的，所以古人说：“望而知之谓之‘神’，闻而知之谓之‘圣’，问而知之谓之‘工’，切脉而知之谓之‘巧’。”激励中医生不断提高诊断技能。

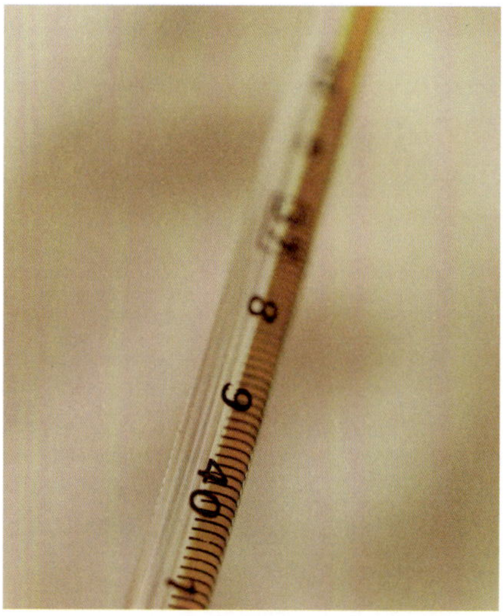

图 92　对发热中西医有不同的诊断方法

但是，无论一个中医如何神圣工巧，靠望闻问切是不可能诊断出是衣原体还是冠状病毒的。这么说来中医是不是很落后呢？这就要注意到，我们在进行跨文化比较，要注意到双方的学术特点。中医把“证”作为疾病核心特征。什么是“证”，简单地说，不管什么病菌侵犯人体，人体的反应是有一定规律的，会形成不同的特定症状群，例如热邪侵犯那么一般有面红、身热、口干、咽痛等表现，湿邪侵犯一般会有倦怠、胸闷、大便不爽等……把握这些症状群规律比了解到底是什么具体病菌更重要。中医会通过“八纲”来判断这些症状群的属性，“八纲”就是疾病的阴、阳、表、里、寒、热、虚、实。有了这“八纲”，中医才可以判断病情的性质，选择相应的治法。既然证和八纲如此重要，然而没有任何一种西医的仪器能够将它检测出来，那是不是说它不如中医呢？这么说当然也不合理。可见跨文化比较最重要的一点，是不能以任意一方的指标来要求另一方，那样没有任何意义。

两种医学相互借鉴，人们既要参考现代诊断的结论，来知道是细菌还是病毒感染，也应该知道中医诊断的结论，知道阴阳表里寒热虚实。在这里以最容易理解的寒、热为例，疾病是寒性的还是热性的？对中医治疗来说很重要。人的体质分寒热，中药药性分寒热，饮食调养也分寒热，即使你是应用西医药治疗，也应该注意这一点。例如发热时，西医确定你的发热是哪个地方受哪种微生物侵袭引起，万一传染性强，就应该做好隔离消毒以免危害别人；中医了解你的体质寒热，可以用中药治疗，就算你主要选择应用西药治疗，但在饮食等方面也应该根据中医体质来进行适当调养，这样才能更好地康复。

治疗与用药

我们说不能单纯以疾病的名称、分类来比较中西医，不过在疾病的主要表现上，还是有共通点的，例如症状。一个病人无论你诊断他是“感染”还是“风热”，都是针对他当时表现出来的一组主要症状而言的。虽然中西医对症状的解释和命名不同，但是通过治疗促使症状消失的目标是一致的。在实现目标的过程中，中西医各有什么特点呢？

在治疗的思想方面，我们可以再次看到人类智慧的一致性。中西医学治疗疾病的原则，都不外是对抗或消除病因、调整与恢复机能这两大途径。对直接杀灭或驱除病因来消除症状的方法，我们称之为“拮抗”；对通过激发或调整身体机能来消除症状的方法，我们称为“调节”。西医有抗菌素、激素、维生素等，中医有解表药、

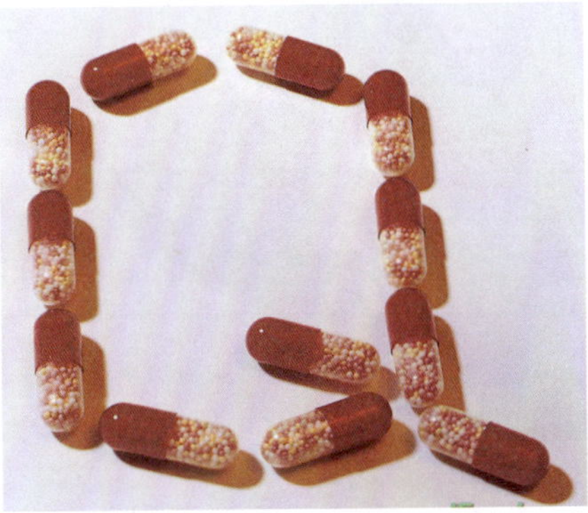

图 93　药物

清热药、补益药等，它们并不等同，但从药物种类的命名可以看到它们治疗的思想是相似的，不外是增强人体，祛除病原。如西药“抗生素”就是抵抗病菌的物质，“维生素”就是维持生命的要素；“清热解毒”意思是清除邪热毒素，“补气养血”意思是增强气血。只不过中西医各有一套语言。

尽管我们一再说明中西医理论不能直接对应，但是人们总是希望能够用同一种理论来说明中西医作用的原理，这样才能理解和选择。例如对于外来病因，西医要杀除有害微生物，中医要驱风散寒或清热除湿。它们逐邪于体外的想法都是一样的，应用得当的话，治疗的效果可能也是一样的。但人们会问，既然对共同的症状，取得共同的效果，能不能用一种语言解释？举例来说，病人是细菌导致的上呼吸道感染，西医用抗生素杀死细菌，消除了症状产生的原因，所以康复了。如果中医用驱风清热的药也治好了同样的病人，那么这些中药是不是同样也有杀菌的作用？可是，研究者经常发现：用检验抗生素同样的方法来检验中药，往往不能发现中药具有同等抗菌效果。那么中药的疗效是怎么来的？

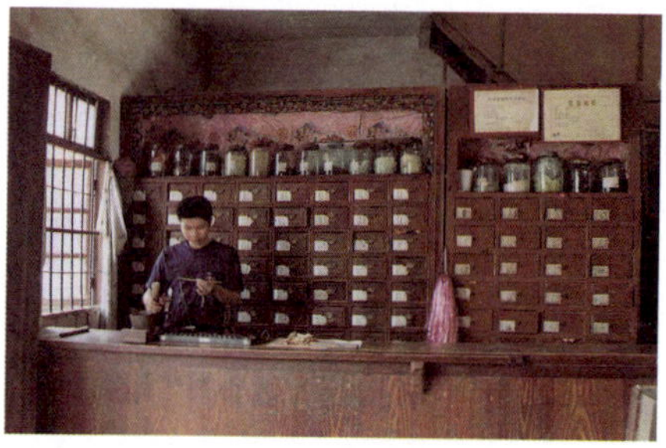

图 94　中药房

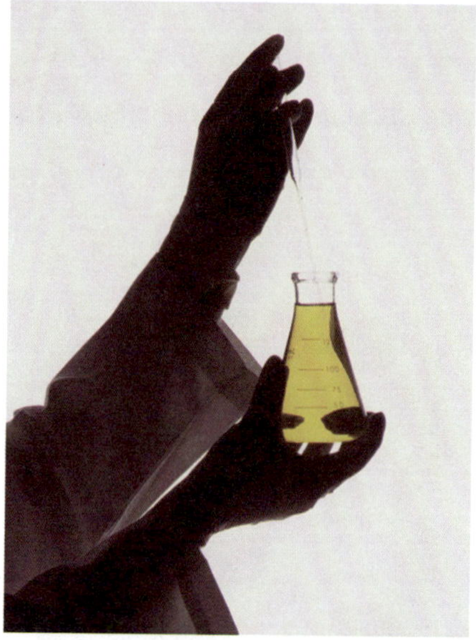

图 95　实验

对这种情况，盲目迷信科学实验的人可能就会轻率地说：中药没有作用，病人是碰巧好了之类的话。真正的科学态度，应该是实事求是地分析问题。药物研究有许多事例说明，实验证明验证有效的药物，用到人体上有的有效，有的无效；反过来也一样，实验证明无效的药物，用到人体上也可能有效。因为任何实验目前都不能够完全模拟人体的复杂反应。中医辨证施治的精髓，可能就是善于合理地激发起人体的抗病能力，达到了杀菌的效果，并不是靠药物来杀菌。正因为如此，人体自身的抗病能力比外来的杀菌药能更好地识别敌我，所以它对人体正常功能的伤害小，也就是说副作用少。

也就是说，西医用“拮抗”原则治的病，中医可能是通过“调节”来起作用的。反过来也有中医用“拮抗”原则，而西医用“调节”原则的。例如对一些病毒性感冒，目前并没有能直接杀死感冒的特效药，西医一般是对症治疗，增强营养，让身体自然康复；但中医就可以根据风邪的特性，或者散寒解表，或者祛风清热，更快地治好。

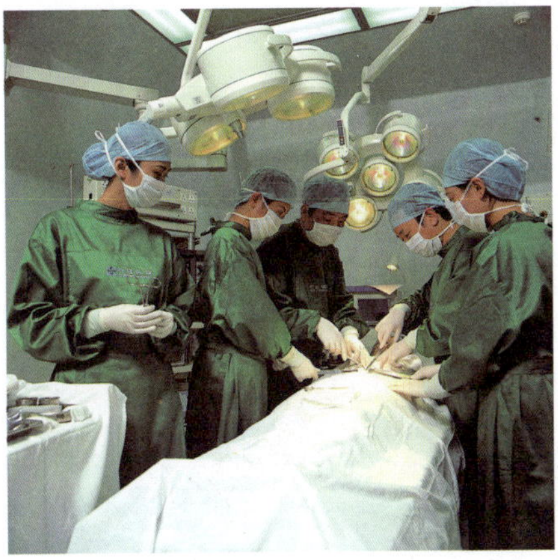

图 96　手术室

另外，现代医学还有一个很重要的治疗原则，就是切除与替换。这是生物医学高度发展带来的突破。在传统医学里，对躯体动手术是不得已时的最后选择。而由于技术的进步，近现代的手术成功率大大提高，风险降低，所以手术治疗一直是近现代西方医学的特长。按照类似于“人是机械”这样的思想，西医一直在发展切除不可修复的病变部位和替换人造组织、器官的治疗方法，并且取得了越来越多的进步。不但可以切除脏器、肢体和肿瘤，而且可以置换人工关节、移植器官，随着手术技术越来越趋向微创化和低风险，应用的范围还扩展到传统的内科领域，进行更多对身体内部的穿刺、检查甚至治疗。

传统中医不擅长、也不提倡手术治疗。这首先当然是因为古代技术水平落后，尽可能避免手术的风险。其次是认为不管手术多么简单，对人身体和精神毕竟是一种创伤，应该可免则免。在西医的外科手术水平还不很成熟的时候，中医坚持进行保守治疗的探索，大大减少了手术的风险。例如在急腹症（像阑尾炎、肠梗阻等）的保守治疗方面，中医曾取得了很好的成果。

但是观念始终应随着社会的进步不断更新。既然现代手术治疗学有了这么大的进展，对它的得失评价就应该重新衡量。现代中医的观念也在改变，提出通过发扬中医特点来配合手术治疗，得到病人的欢迎。像心脏搭桥手术，自 1960 年出现以来，经不断改良现在已经相当普及，对短期内缓解冠心病患者的症状和提高生存质量有显著的作用。不过，手术并不能一劳永逸，很多病人在数年后仍然面临复堵的问题，而且术后患者要长期服抗用凝药，对血管也带来不良影响。从中医角度看，这是只治标不治本，而且增加了新的问题。但因为治标确实对患者也很重要，那么能否在搭桥后再结合中医治疗，来进一步改善患者的状况？实践发现益气固本、活血化瘀等药物对改善搭桥后的不适感和防止血管复堵有积极的作用。不但内科手术，而且在各种外科手术中，对术前增强体质、术后缓解疼痛协助康复以及对外科创口经久不愈等问题，中医都能发挥所长，所以现在围手术期的中医治疗成为一个很有价值的研究课题。

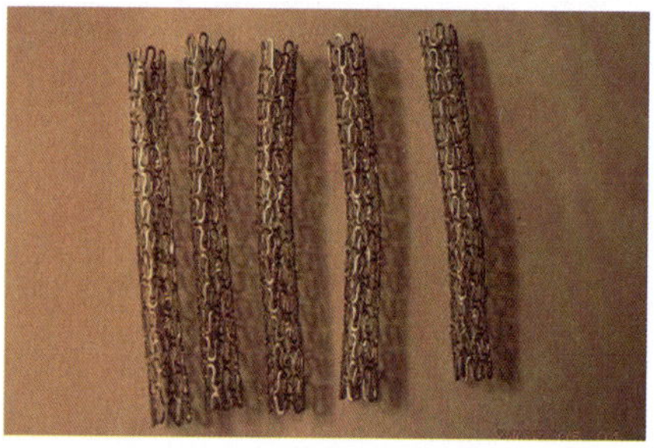

图 97　植入冠状动脉的支架

不过，中医也反对滥用手术，例如像老年病人患肿瘤，有些西医主张手术的，中医则认为要根据体质情况慎重考虑，不要出现“手术成功了，病人却死了”的事情，因为体质差的人可能无法适应手术创伤，术后身体无法恢复。就像前面提到关于健康的定义一样，中医是从人的精气神和寿命状况来整体判断治疗得失，不是看瘤体的存在与否。

治标与治本

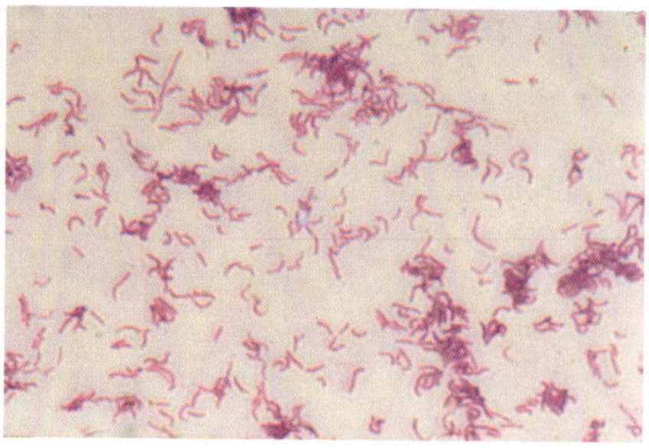

图 98　导致疾病的幽门螺杆菌，对西医来说是本，但对中医来说是标

人们一定听说过这种说法：中医治本，西医治标。这么说对不对呢？我们说，一旦涉及到跨文化的比较，一定要注意立场和角度。如果说“本”是指疾病的根本原因，而“标”是表面现象的话，没有哪种医学会不致力于解决根本原因的。治本还是治标，主要在于认识的不同。

例如说上腹部疼痛，西医会通过一系列检查寻找根本原因，如果发现是幽门螺杆菌感染，就认为疼痛是标，感染是本，治疗的关键是抗菌等。治疗后细菌消失了，“本”也就消除了。他们可能认为中医疏肝和胃止痛的治法只是治标，没有抓到疾病本质。中医则不同，他可能认为肝气郁结、脾胃湿热是疾病的本质，细菌感染是标，正是由于这些因素导致身体功能下降，细菌才有机可乘。如果不改变这些证候，那么即使经过抗菌治疗，以后还会复发。中西医有很多这样的观点差异，需要从临床疗效来具体判断，或者结合起来运用。

对于疾病来说，治标与治本同样重要。不过在总体上，中医的治本观念更加全面，因为在疾病与人体的关系里，中医始终认为人体是本，疾病是标。西医有时执着于病的概念，有时认为病原体是本，疾病是标，也就是说如果没有那种冠状病毒就不会有 SARS 这种病。这种想法有一定道理，例如以前肆虐一时的烈性传染病天花，人们认识到它是天花病毒传染的，经过全球广泛接种疫苗，人类都有了抗体，从而使病毒失去了繁殖和传播的处所，结果人类终于消灭了天花这种疾病。然而，这样的成功迄今只有一例，后来开展的消灭疟疾、消灭脊髓灰质炎并未能取得最终成果。更令人震惊的是，新的感染性疾病层出不穷，从世纪瘟疫 AIDS，到突如其来的 SARS，还有不断变种的流感病毒，人类要想将之一一消灭，肯定是不可能的任务。

中医走的是另一条道路。它认为无论有病邪，最终只有侵袭到人体才导致疾病，所以重点放在研究人体方面。对于生命，中医有一种西医所没有的生命之“本”的观念。中医认为“元气”是人的生命之本，它表现为精、气、神。如果生命之本充盛，精气神充足，就不易得病或者易于康复。所以中医特别强调养生，有生活养生、饮食养生、情志养生、运动养生等等各种各样的方法。此外，在治疗方面中医又有各种补气、补血、补阴、补阳的治法，西医则没有类似的概念。事实证明，中医的补益疗法确实很有特色，对养生防病和疾病康复都很有帮助，这也是中医的独特价值之一。

中西医配合之道

由于中西医各有特色，所以现代中西医互相配合治疗已经很普遍了。这方面也有一些值得人们了解的原则。

辨证与辨病结合

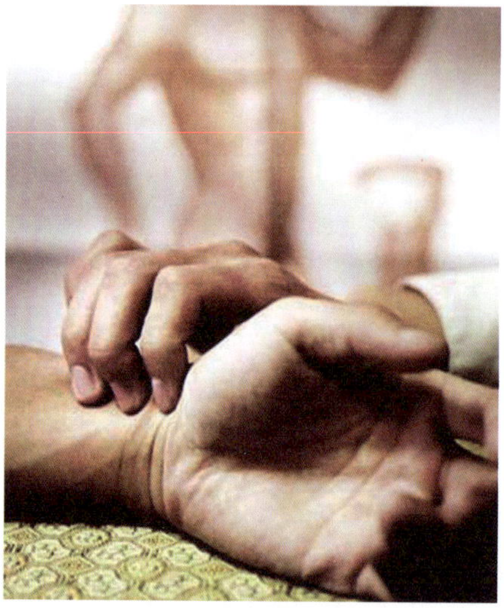

图 99　中医诊病

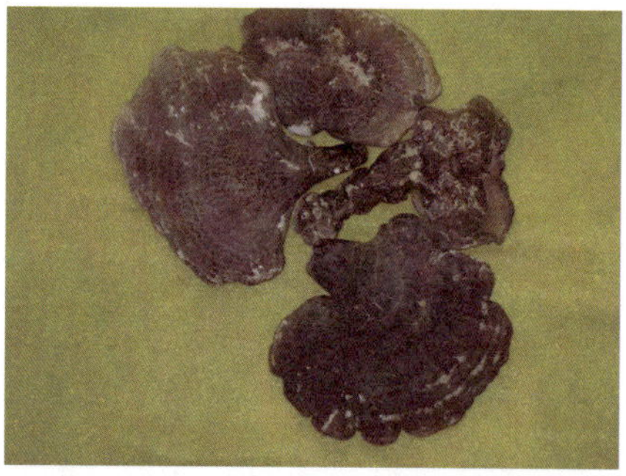

图 100　中药灵芝具有增强体质，提高抗瘤能力的作用

前面已经提到，中医有一个很重要的特点，就是不但有“病”的概念，还有“证”的概念。相对来说病是固定的，细菌感染就是细菌感染，出现变化只能说有合并症，例如合并了霉菌感染，是病的叠加，不能说原来的病变了。而证则是变化的，例如说“发热”是病，但疾病的过程中症状表现不同，就属于“证”的变化。例如发热初起可能是“风热袭肺”证，发展下去可能变成“气分热盛”证，再演变下去可能变成“热入营血”证。不同的证，要用不同的药来治疗，所以中医常说“同病异治”。

以病为主还是以证为主，在治疗上是有很大不同的。以病为主，是针对着致病的原因和机理，通过治疗使它改善。以证为主，是针对病的局部阶段来调整，证的改善可能阻止了病的发展而痊愈，也可能只是暂时使病人减轻。两方面结合，可能对病人更有利。例如对于恶性肿瘤，现代医学认为属于不治之症，因为还没发现有药物能够彻底治疗肿瘤。放射疗法或化学疗法对抑制肿瘤有一定作用，但同时对身体正常细胞也有很大损害，有时得不偿失。但是如果因为这样就放弃治疗，显然是不人道的。中药虽然也不能彻底治疗肿瘤，但是辨证治疗，对于增强病人抵抗力和延长寿命有积极意义。所以中医有一种说法叫“带瘤生存”，只要能够减少肿瘤的危害，提高生存质量，治疗就是有意义的。更可以根据身体情况采取中西医配合治疗，例如一边作放疗、化疗，一边用中药增强体质。

了解中西医的这种特点，还可以帮助我们合理用药，甚至识别医疗上的骗术。例如高血压、糖尿病，根据现代医学的机理，它们是无法用药物治愈的。西药的应用主要是控制血压或血糖在合理的平稳状态，从而减少并发症。假如某个所谓中药宣称能彻底治好这样的病，如果没有科学的证据，肯定是不可靠的。但是应用中药辨证论治，对改善这些病的原发或并发症状有很好的疗效，这又是确凿可靠的。了解这些，人们既不至于有不切实际的期望，上骗子的当，浪费金钱耽误病情，又可以综合不同医学的成果获得最佳的医疗组合。

治疗手段的配合

对同一个疾病，中西医可以分别用各自的理论给出诊断和解释，同样也可以结合在一起进行治疗。在临床上很多情况下，两者是不矛盾的，并且有很多一致性和互补性。举一个常见病为例，如果病人突然昏迷，半身不遂，西医诊断是脑溢血或脑梗死，中医则诊断为中风。听起来风马牛不相及，但两方各有自己的病理解释。西医通过检查确定是脑血管的问题，当然很直接；而中医从症状特点来命名，突出了本病急危骤变的特点（在中医病理里，“风”一般都是发生急、变化快），也很贴切。在治疗方面，西医通过利尿、降压防止脑水肿对大脑的损害，脑溢血符合适应证者还实行开颅吸除血肿的手术。而中医则重用通腑泻热（通过泻药来泻下）方法，也起到减轻体内毒素的作用。到了恢复期，西医除了进行功能锻炼外就办法不多了，而中医则进一步益气活血、通经活络，以及针灸按摩，能更好地帮助病人康复。

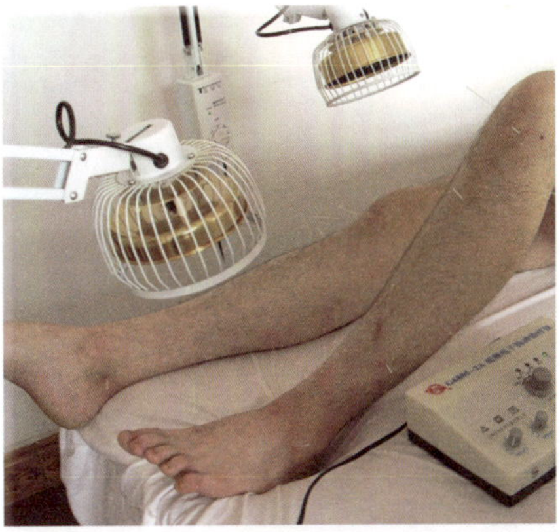

图 101　针灸理疗有助于康复

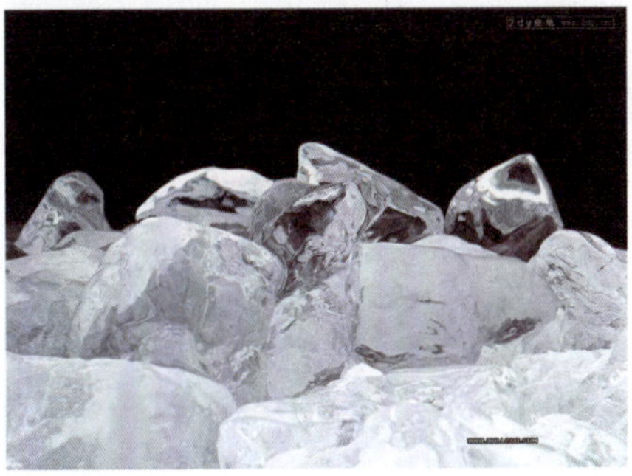

图 102　中医认为应该慎用冰敷降温

可见中西医两种办法，在治疗过程中没有矛盾，更多的是相互补充，病人完全可以选择两者结合的治疗方法。

当然，也有中西医在理论上不一致的情况。例如发高烧的病人，西医通常会采取冰敷、酒精擦浴等对症降温措施，但中医通常反对这些方法。因为很多情况下中医治疗发热，需要用药透发病邪，而寒冰容易导致毛孔闭合，不利透邪。在观点对立的时候应该听谁的呢？其实，病人的感受或许最有说服力。很多病人在发热时都会怕冷，会抗拒冰敷，只有那种完全实热的病人才会喜凉饮冷。因此，实践中的这类问题，应当引起现代医学反思和探讨，不能仅仅从物理的角度思考，病人也应该是探讨的参与者，他们的意见值得尊重。

药物的配合

在临床诊疗中，有时也会碰到医生同时开中药和西药的情况。它们之间是什么关系呢？中药与西药并用有什么规律吗？

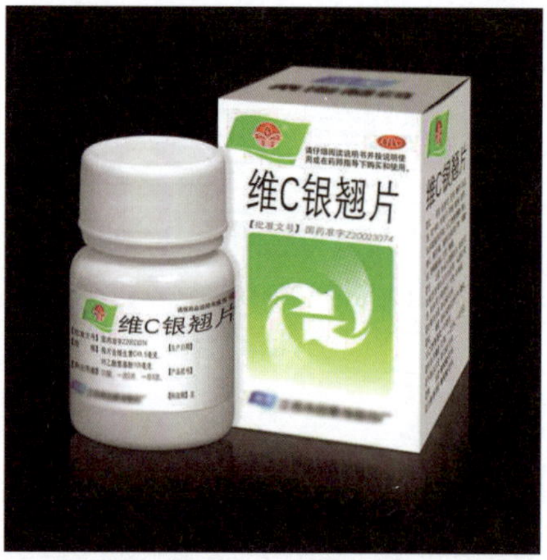

图 103　维 C 银翘片是中西药物组合的成药

实际上，当前临床的中西药并用有几种情况：一种情况是，同时应用中药与西药治疗同一种病。虽然有些病单独应用中医或者西医都能治好，但结合使用更全面。例如普通感冒，有些感冒成药里就同时含有中药成分与西药成分。中药起到解表清热的作用，西药则用解热药、收缩血管药减轻发热、头痛和流鼻涕等症状。两类药并行不悖。前面我们提到民国时张锡纯开创了这种用法，现在这类中成药也比较多。

另一种情况是，有些疾病目前西医治疗效果较为肯定；或者用西药可以较好地控制病情发展，但这些西药副作用严重，同时使用中药可以减少西药用量并对抗副作用，像一些要长期应用激素类西药的疾病，合用中医药治疗更理想。有些药物西医即使认为没有明显副作用，像抗生素的运用，中医也认为可能损伤正气，也应该尽量配合中药来调理。

通常来说，中药与西药同时应用，只要有充分的认识，一般没有问题。值得注意的是，含有西药成分的中成药必须明确标示。有一些不正规的厂家，打着中成药的旗号，暗中掺用西药，病人在不知情的情况下长期服用可能影响健康；如果病人正好也在服用同类西药，更可能因剂量过大出现严重后果。

有关中西医的结合，目前确实还有许多问题有待一一研究。中西医各有长处，但目前也没有这样一份清单，可以告诉你什么病一定要看中医或西医。总之，兼采众长一定会比单一的思维更全面，人们可以听取专业医生的意见，同时也不妨多多了解医学知识，让自己对身体健康更加负责。

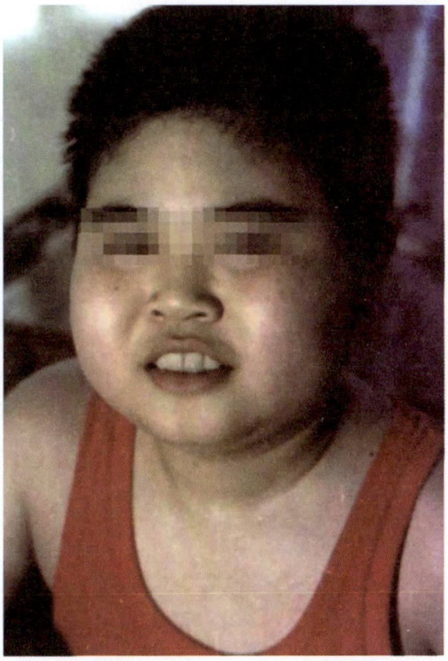

图 104　激素是现代医学的常用药物，但长期应用会带来一系列副作用，如满月脸等。中医认为在很多疾病中如果配合中药治疗，可以减少激素用量，并减轻副作用

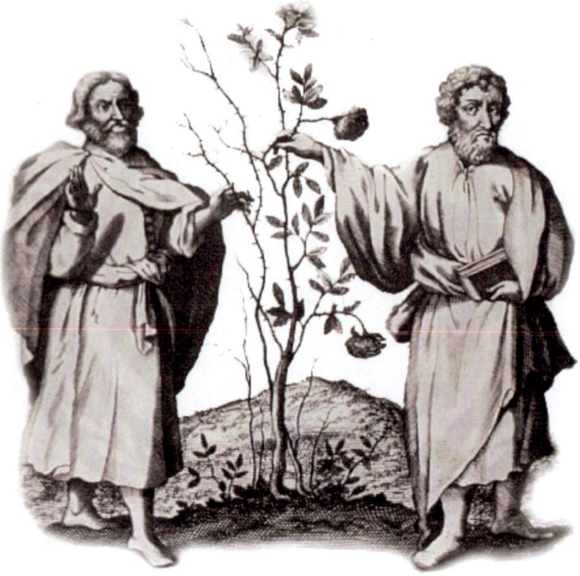

医学走向何方 6

现代医学的一大特点是不断应用一日千里的现代科技来武装自己，其发展日新月异。有一种说法，认为随着现代医学的不断进步，传统医学终将退出舞台。真的会这样吗？

现代医学的进展与困境

现代医学依赖于科学技术的进步，但是科学技术的进步不一定意味着社会的进步。科学对社会的作用，常常是多方面的。

进步带来的社会问题

20 世纪中期以来，科学技术越来越加速发展。1953 年英国科学家沃森和克里克发现了 DNA 的双螺旋结构，现代生物技术迅速推动着分子生物学的进展。1997 年世界上第一只用体细胞无性繁殖的绵羊“多利”诞生，“克隆”这个名词倾刻间风靡了全世界。1990 年代以来，由美国率先提出并开始实施的“人类基因组计划”，被誉为是阿波罗号登月以来最重要的科学事件。基因治疗的技术已经开始进入临床。

在数十年中，对普通人来说，医学发展最直观的表现是医院越来越复杂的诊断治疗仪器和设备。电镜、内窥镜、超声诊断仪、CT 扫描、核磁共振成像等诊断技术具有精确化、动态化的特点，透析机、起搏器、人工脏器等显示了新技术和新材料在临床治疗中的作用。外科手术不再仅仅是切除与缝合，而是向着越来越微创、精细的方向发展，器官移植的成熟在理论上可以再造一个“人”。

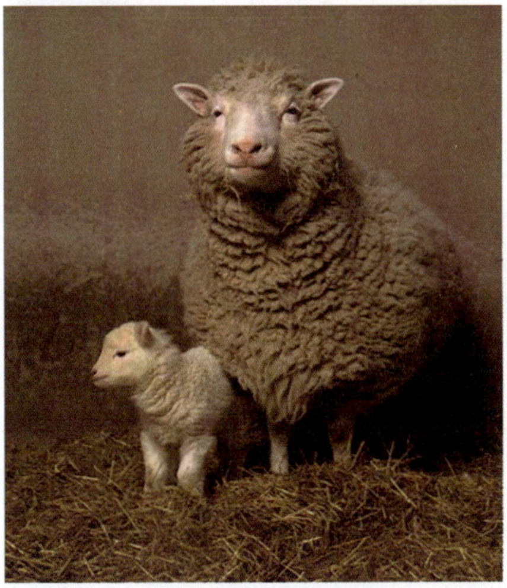
图 105　克隆羊多利

技术的进步当然会更好地造福于人类，但是也带来了一系列的社会和伦理问题。

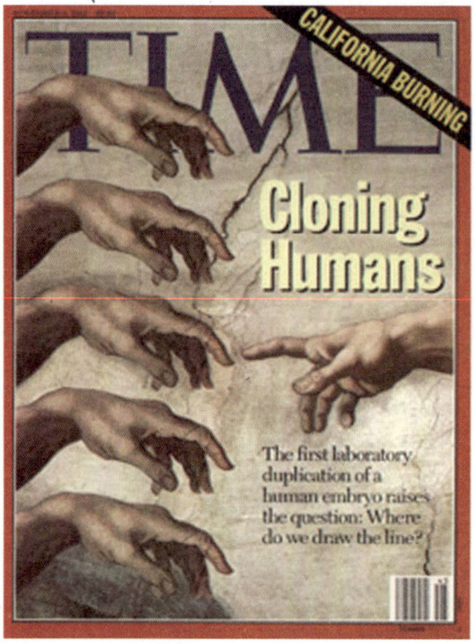

图 106　《时代周刊》关于克隆人专刊，反映出人们的关注

首先是社会资源配置的公平问题，高技术意味着高成本，发达国家医疗开支越来越高昂，仍然不可能让每一个人享受最尖端的技术，那么医学将沦为权贵和有钱人的医学吗？其次是道德伦理问题。现代依靠技术和仪器几乎能够无止境地维持躯体的生命体征，这样的“活着”是有意义吗？以至于现在一个人是否“死亡”有时要靠法律来裁定。另外假如克隆技术进一步开展，人们将如何对待一个克隆出来的“我”？仅仅将“他”作为获取替换器官的仓库吗？

技术的正面与反面

上面所说的问题，有人认为并不属于医学自身，医学的使命是不断提高“保卫生命”的技术，至于如何应用是社会的问题。但事实上技术有时会支配人们应用的方式。例如现代医学技术的发展，使医生花费更多时间在实验室和更依赖仪器，越来越少在床边与病人交谈、聆听病人的倾诉。是否用技术解决躯体上的问题，病人就完全健康了呢？

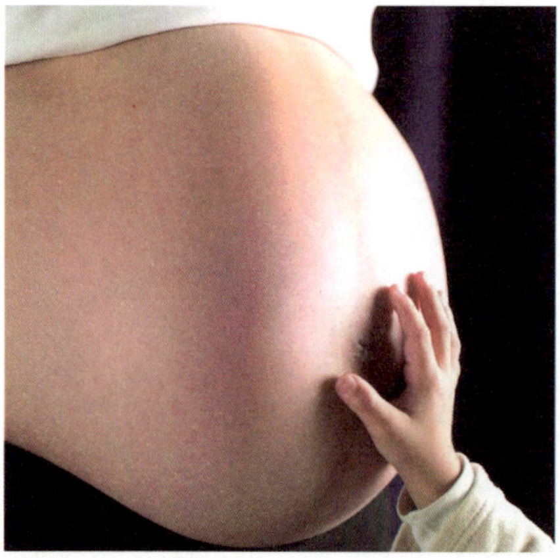

图 107　主动采用剖宫产的妇女越来越多

而且，技术变得越来越简便时，它就越容易被滥用。美国有人报道，可能有 30% ~ 40% 的临床手术是不必要的。像妇女的生育，剖宫产对挽救难产带来的危险意义重大，但许多妇女因为各种原因而放弃自然生产的努力，主动选择剖宫产；阑尾炎的保守疗法现在也已经很少采用，因为切除变得非常简单。

还有，科技也是一把双刃剑。有些疗法或药物被发明时，人们为它针对某种疾病的效果而兴奋，但当发现它严重损害人的其他功能时，往往为时已晚。20 世纪中期曾出现过一起严重的药物副作用事件。1953 年首先由西德一家制药公司合成了一种治疗早孕期间孕吐反应的药物“反应停”，当时实验认为对孕妇无明显毒副作用，相继在 51 个国家获准销售。然而不久医学工作者就发现，很多服用此药的孕妇产下畸形胎儿。到此药副作用被证实而被停用为止，6 年间全世界 30 多个国家和地区共报告了畸胎 1 万余例，各个国家畸形儿的发生率与同期反应停的销售量呈正相关。反应停事件是 20 世纪最大的药物灾难之一。

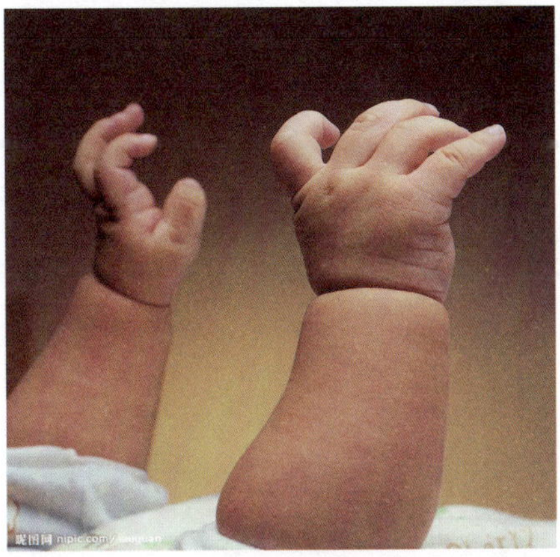

图 108　环境因素会造成人类或动物的畸形胎

传统医学应用的药物并非没有毒性，但由于它通常是直接应用天然动植物作为药物，它的毒性含量一般比较低。而且经过长期的临床应用，作用和副作用都已经了解得比较清楚。这样严重的灾难就不容易发生。针灸、气功、拔罐、水疗等非药物疗法方法，更是能够在积极发挥镇痛、调节内分泌紊乱、调节神经功能等作用的同时却不存在任何药物的体内代谢和残留，理应受到人们的重视。

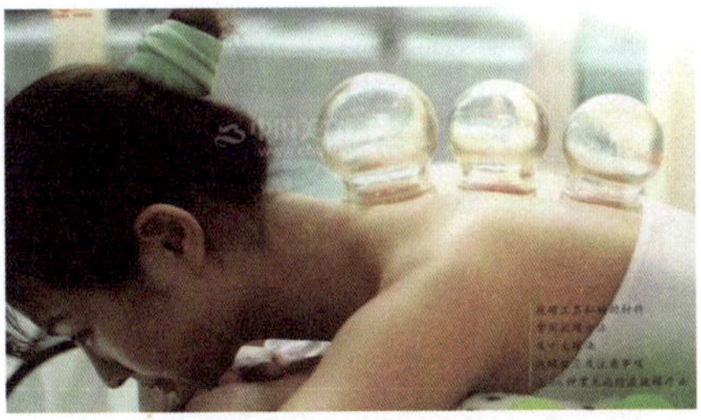

图 109　拔罐

现代医药公司出于商业利益不断推出新药，虽然会进行很严格的药理和毒理试验，但终有可能百密一疏。这样说并不是否定医药研发的必要性，而是说明应该更多地发掘传统医药的价值，不要一味以为新的就是好的。

世界潮流的回归

现代医学还有一个缺陷，那就是技术的进步过多地注意躯体的问题，忽略人的心理、情绪等因素。传统医学在这方面的理论已经得到人们的重视，促使医学模式发生了转变，一定程度上向传统回归。

生物－心理－社会医学模式

在现代医学越来越迈向技术成就高峰的同时，要求医学转向的呼声在世界上也越来越高。20 世纪 70 年代西方国家出现了病人权利运动，催生了一种新的医学模式。

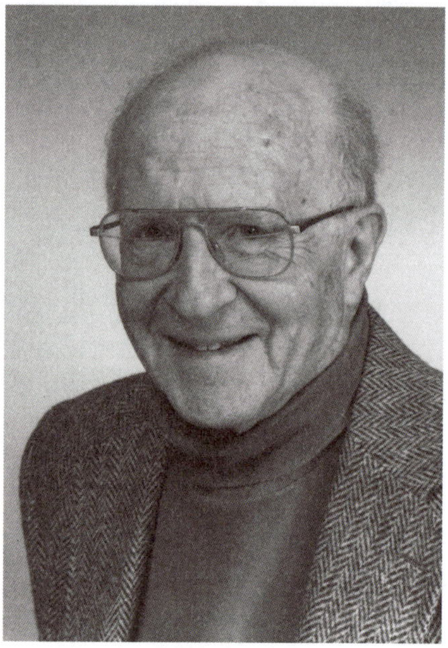

图 110　恩格尔

美国罗彻斯特大学医学院精神病学和内科教授恩格尔在 1977 年《科学》杂志上发表了题为“需要新的医学模式：对生物医学的挑战”的文章，批评了现代医学即生物医学模式的局限性，指出这个模式已经获得教条的地位，不能解释并解决所有的医学问题。为此，他提出了一个新的医学模式，即生物－心理－社会医学模式。

恩格尔指出，生物医学的模式秉持还原论的物理主义原理，认为化学和物理学的语言最终足以解释生物学现象，它以为疾病完全可以用偏离正常的、可测量的生物学（躯体）变量来说明，其框架内没有给病患的社会、心理和行为方面留下余地。新的生物－心理－社会模式，则既包括了病人和病，也包括环境等因素，要求医生必须考虑社会和心理因素以及生物因素所起的相对作用。

生物－心理－社会医学模式的提法，给现代医学带来很大的触动。事实上它是受到各种传统医学理念的启发提出来的，这也证明了传统医学理念在现代社会的价值。

补充医学的兴起

一方面，新的医学模式引来越来越多人的广泛认同；另一方面，后工业时代西方社会的疾病谱有了很大的改变。细菌性传染性疾病被“魔弹”克服，但研发“魔弹”的模式面对开始占据疾病谱前列的慢性病、肿瘤、心身疾病等，却迟迟不能有新的突破。现代医学又不得不重新审视传统医学临床上的价值，承认必须给予病人选择传统医学疗法的权利。1977 年世界卫生组织第 30 届大会通过了一项历史性决议，敦促各国政府“充分重视利用它们的传统医学，以合适的章程满足全国的卫生需要”。

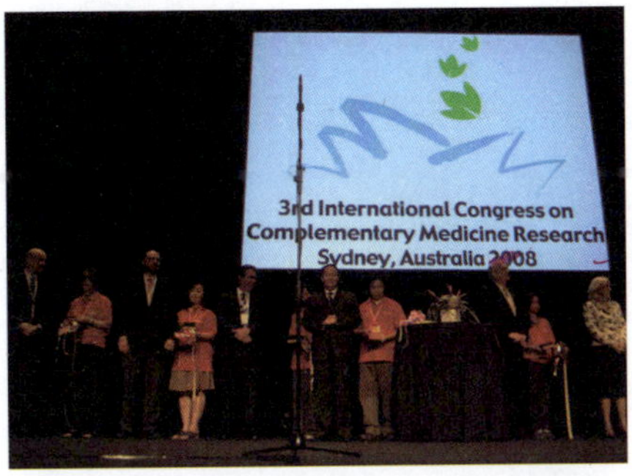

图 111　2008 年 3 月 30 日，“第三届国际补充医学研究大会”在悉尼国际会展中心举行

目前，西方国家通常把各类传统医学、民间疗法统称为补充医学或替代医学。美国国立卫生研究院在 1992 年设立了研究室，并出版了《替代医学与补充医学》杂志。西方社会中越来越多的人选择一种或多种补充医学治疗疾病，它们包括中药、针灸、印度草药、瑜伽、芳香疗法、顺势疗法等，医疗保险公司也开始将它们纳入保险范围。当然，中国将传统医药与现代医药并重的做法，已经走在了世界的前列，成为我国医疗卫生体制最大的特色。

传统医学的生命力

允许医学模式保持多元化，意味着放弃西方医学自近代以来的“唯科学主义”，这是人类思想的一大进步。医学必然会在多元中不断增强活力，更好地向“保卫生命”的目标迈进。传统医学对未来医学的发展能发挥什么样的作用呢？

医学思想的拓展空间

传统医学为现代医学提供思想源泉的事例不胜枚举。实际上现代医学的理解还不一定正确。以预防为例，现代医学很重视预防，但中医所说的“治未病”内涵更为深刻。它实际上强调将预防疾病的选择权和主动权交到病人手上，而不是被动地完成医生的要求。进一步深化“治未病”思想，形成系统有效的方法体系，将会对社会整体带来更大的贡献。

传统医学各种疗法的优点，还昭示着医学科技发展的广阔空间。例如传统医学经常采取因势利导、调节平衡的方法，重视人体的基本康复能力。中医的扶正祛邪，就是帮助和发挥人体的抗病能力，然后通过因势利导的方法把有害物质排出体外，从而调整人体的内环境。中医的治疗思想给现代医学很多启发，像癌症，有的学者反思后指出：人们想尽办法去杀灭癌细胞，不惜令正常细胞也遭到损害，甚至加速了死亡，这岂不是违背了治疗的初衷？还有人大胆认为癌的基因其实是人类机体生长和发育不可或缺的，不可能也不必要完全清除它们，它也许是自然界控制人类这种大型多细胞生物过度繁衍的机理。还有的学者指出，在现代的消费型社会里，与医药相关的工业和产业总在有意无意地误导人们，让人们无止境地追求和消费高技术，相信人类能够消灭疾病。实际上，追求“消灭”疾病不仅不可能，而且导致过度医疗和浪费卫生资源，合理和适度的“妥协”，也许是必要的。

当然，传统医学的很多治法虽然有效，毕竟在语言和思维上的表述还是古老的。未来如果能用新科技更好地说明传统医学这些疗法的机理，那可能意味着医学治疗手段的重大变革。

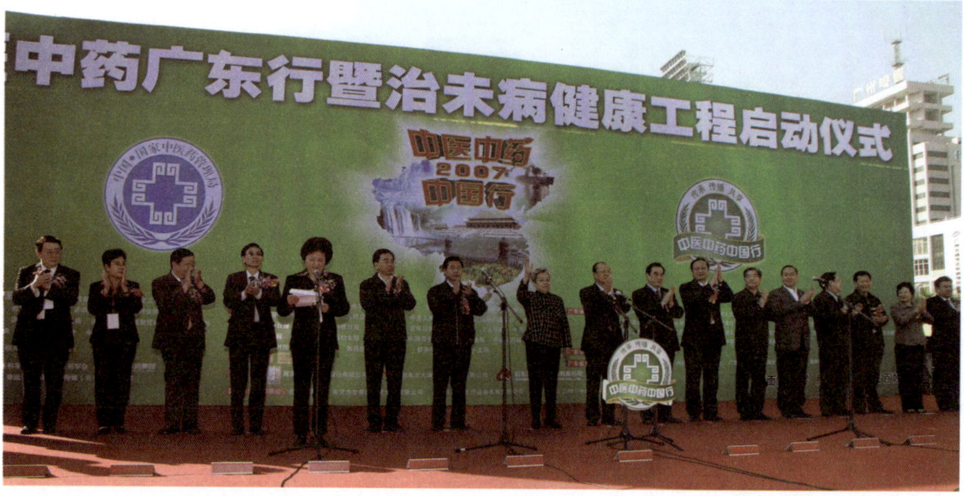

图 112　我国的中医药管理局 2007 年确定了 14 家中医医院作为开展“治未病”试点单位，2009 年初又扩展到 46 家，探索“治未病”思想的现实应用。图为时任国家副总理的吴仪同志在广东主持治未病健康工程启动仪式

对“科学”内涵的充实

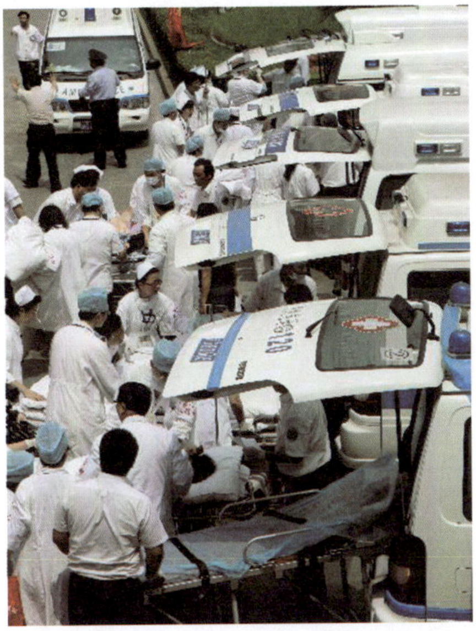

图 113 医学的根本任务是运用一切有用的手段维护健康

前面提到过有关“中医是否科学”的争议，我们说那是站在西方科学的角度提出的伪问题。按照僵化的“科学”标准，中医能治病也不属于科学，有人说：“是否科学，不在于是否拥有灵丹妙药，而在于对病理、药理的阐明。”他没有跨文化比较的观念，实际要求的是西医式的“科学”阐明，中医当然难以满足。

我们能否反过来思考：假如一种不符合“科学”标准的知识体系却能很好地解决问题，是否意味着标准落后了，应该修改呢？现代科学哲学已经注意到了这种可能，他们提出一种“拯救现象”的说法，假如说某一种现象客观存在，尽管在现阶段还不能对它做出科学解释，也应该保留并继续观察。随着认识的深化和提高，可能就会真的带来“科学”观念的改变。事实上，西方不断发展的新理论，例如系统论、信息论、控制论以至复杂性科学等，总是能够从新的视角发现中医理论的合理性。如果不很好地保存中医药学，也许将来人们不但发现丢失了很宝贵的知识，也失去了科学变革的一个契机。

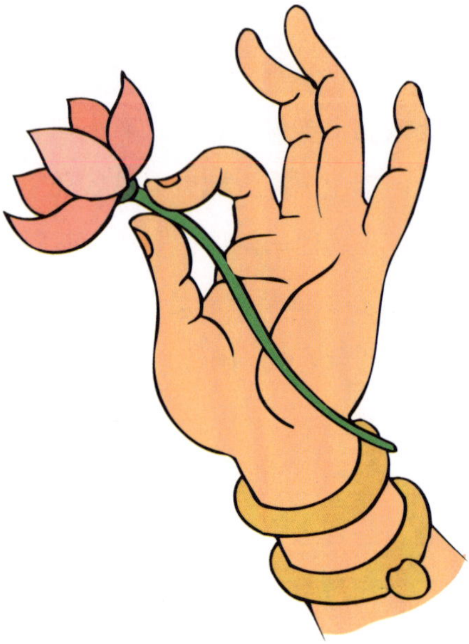

结语：
以生命为中心

看完本书，会不会有人说：“太不具体了。为什么不将所有疾病逐个列出来，标上哪个适合看中医哪个适合看西医，这样就方便了。”可惜没那么简单。中西医甚至连“病”都不一样：中医有的病证西医没有，西医有的病名中医也没有，有的病中西医的名称不同，有的中西医病名一样但意思不同……对于这类问题，实际上只能具体情况具体分析。

当然，不同医学的说法具体落实到某个病人身上，最终还是要统一起来的。因为无论如何不同，要解决的都是眼前的“这一个”问题。“这一个”病人，如果听到中西医的不同诊断、不同解释，开的不同药物，可能相当困扰：听谁的好？能不能中西医结合？所以病人总是希望有很清晰的答案。

类似这样的问题，请放心，您的专科医生通常会为您提供合理的意见的。在我国，中西医结合已经开展数十年了，各个专科和专病有着不同的进展，大多数医生都会关注和了解这些信息。而本书与您讨论的，是较为宏观却更为重要的跨文化比较问题。这一问题，对于您形成个人的生命和医疗规划是有意义的。

生命，是每个人存在的基础。生命的基本状态是从存在那一刻开始就注定迈向衰老和死亡。数千年来，多少帝王将相梦想着长生不老，但是仍不免走向最终归宿。在短暂的人生旅途中，疾病就像我们的影子，永远无从逃避。医学唯一能做的，不过是让旅途更顺畅一点，走的路更长一点。所以，无论是中医还是西医，人们更应该关注的是对生命的关怀，合理运用医学知识，来提高有限人生的生活质量。而正如我们前面说的，“保卫生命”其实首先是每个人自己的责任，不要以为医院才是战场。中医经典《黄帝内经》说“上工治未病”，这个“上工”不是别人，正是你自己。所谓治未病，就是要在生活的方方面面遵循有益的原则。这个范围远远超出医学的界限，没有一个医生可以每天 24 小时贴身指导某一个人，只有靠你自己。所以我们应该多了解不同医学的观点，以综合形成自己的养生保健理念和习惯。

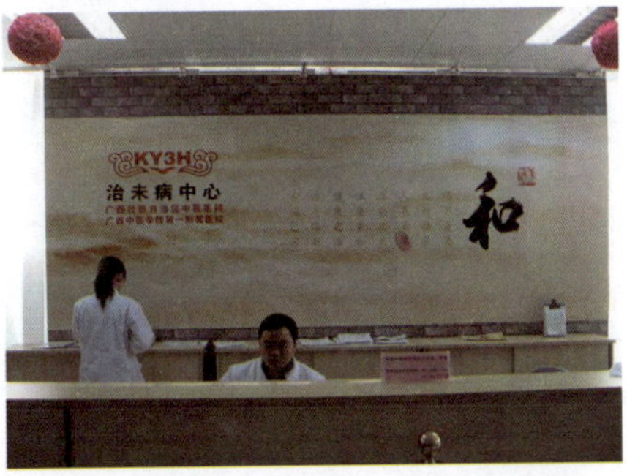

图 114　治未病中心可以为人们提供指导，但实践只能靠自己

在接触不同医学观念时，一定会碰到不同的说法。本书还强调我们应该学会从跨文化的角度来认识这些差异，而不仅仅是想它是不是"科学"。医学的核心是"保卫生命"。生命对于任何人来说都是最为宝贵的，古今中外，概莫能外。无论是现代医学，还是各种传统医学，都要回答和解决这样一些基本问题：什么是生命？什么是疾病？如何保卫生命？只是在方式上，传统医学更富人文精神，现代医学更具科技含量。实际上科技与人文都是人生的重要支柱，两者和谐配合，才能更好支撑人类健康事业的大厦。过去曾经有人戴着某种有色眼镜看待中医，这是一种偏见。我们应该知道，医学是围绕它的目标而存在的，而不是为了某种观念而存在的。只要能解决问题，就是有价值的。所以，"保卫生命"的健康事业，要求人们思考如何在医疗保健系统中合理配置和选择多元医学。

医道唯实，中西同途。生命是人类无法攻克的终极课题，保卫它需要博采古今智慧，需要传统医学与现代医学的更多协作。了解不同医学的历史与文化，我们可以对人类保卫生命的历程有更多的了解，在生活中更多角度地主动地参与早期预防，从而使生命更健康，人生更美好。

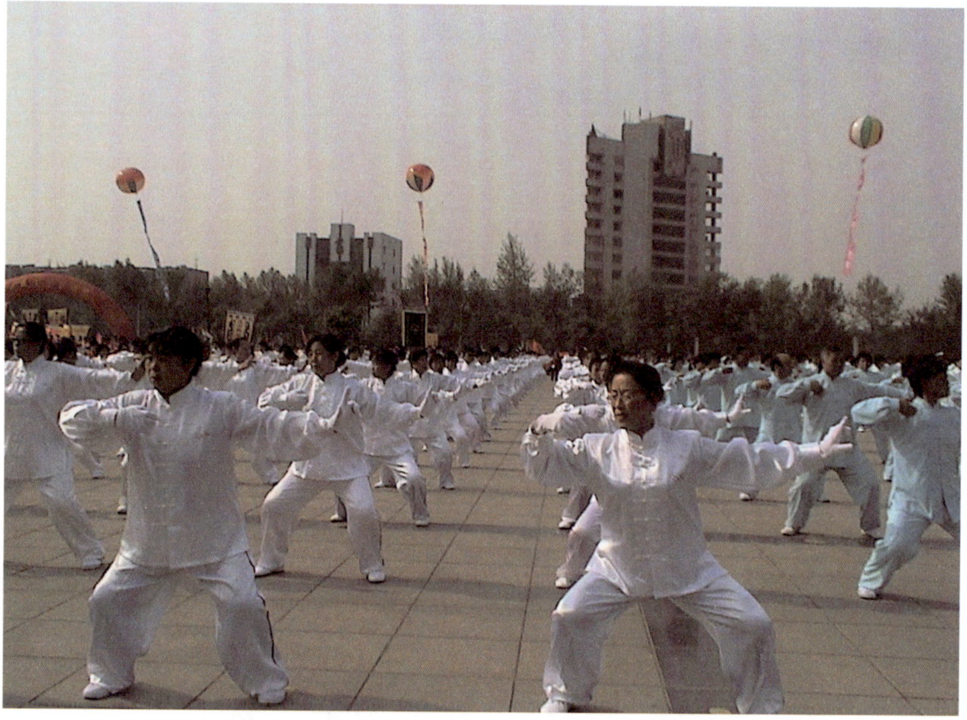

图 115 积极养生，保卫生命，是中西医学的共通道理

后记

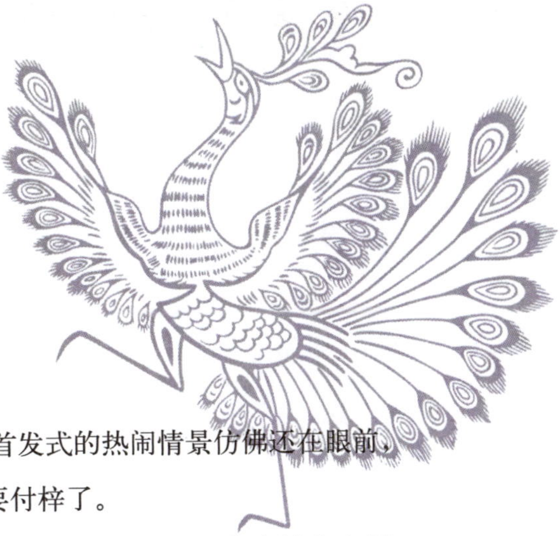

时光荏苒。《通俗中医药》科普丛书第一辑首发式的热闹情景仿佛还在眼前，不料想，一晃已然过去五年。如今，第二辑又要付梓了。

《通俗中医药》科普丛书第一辑在 2006 年诞生后，收到了来自社会各界的不少好评，也得到了不少荣誉。2006 年，时任广东省委书记的张德江同志亲自题字赞该书“是广东省建设中医药强省首批重要成果之一”。2007 年，获广州市优秀科普作品一等奖。2008 年，在卫生部和国家中医药管理局主办的“中医中药中国行”活动中，被广东省中医药管理局作为礼品赠送给国内外来宾。2010 年，又被国家中医药管理局表彰为“最佳科普作品”。

盛名之下，我们编撰者在颇感欣慰的同时，更觉战战兢兢。我们一边更加坚定了把《通俗中医药》丛书编下去的信心，一边也为第二辑能否继续第一辑的成功而深感忧虑。我们原本以为有第一辑的经验，在编写第二辑时肯定会顺利很多，但出乎意料的是，原计划两年完成的任务，我们竟又用了五年才完成。说来汗颜，但个中的缘由却又是任何一个写作者都能理解的：科普写作的确非易事，各书风格需要协调，为精益求精而反复修改……而我认为还有一个重要的原因就是，第一辑的成功给了我们很多压力，让各位作者有些不敢放开手脚。

但不管怎么说，最终，第二辑的五本书还是诞生了。

客观点说，第二辑比第一辑有难度。第一辑的话题，我们选择的是中医学最基本的，也是广大读者最关心的几个领域——中医发展历史、中医学基础理论、中药学基础理论、中医药文化、中医药趣闻；第二辑的话题，只能向不那么基础，因此也许是一般读者并不特别关注的一些领域去选择。我们又不想选择太实用的内容，因为讲述这些内容（如教人如何养生保健、如何防治某种疾病、如何食疗煲汤等等）的读物现在已经太多，我们还是想讲一些更基础、更理论、更文化味一点的东西——这也是我们最初策划《通俗中医药》丛书时的定位。

基于以上考虑，几经斟酌，我们最后奉献给大家的是以下五本：

《神针奇灸》——主要讲述中医的经络理论以及针灸和民间疗法的基本知识；

《心病玄机》——主要讲述中医心理学的基本理论和知识，使读者从中医学的角度对人类的内心世界有更多了解；

《中西医道》——主要从医学历史的角度，对中医和西医进行比较，使读者对中西医学有更多了解；

《时辰养生》——主要从时间医学的角度，按一天从早到晚的顺序，讲述中医养生的基本理论和相关知识；

《古方今病》——主要讲述“古”中医对各种“现代病”的认识，使读者从中医学的角度对各种现代常见疾病有更多认识。

延续第一辑的风格，我们坚持图文并茂，每本书都插了许多图片。这些图片一部分是我们自己拍摄的，一部分来自于我们的教学资料，还有一部分来自于网络公共资源，也就是说，这些图片并非都是我们自己的原创，在此，也向所有图片资料的原创者们致谢，如果涉及权益问题，请同我们联系。

好吃也罢，难吃也罢，这几道菜就算摆在了大家面前，请各位读者品尝吧。

由于水平有限，错漏在所难免，敬请各位同仁和读者谅解并斧正。

陈英华

2011 年 4 月 5 日于广州中医药大学

通俗中医药丛书

第二辑

本丛书以明白晓畅的语言、图文并茂的形式，既介绍中医的趣闻轶事与医史源流，又讲述医药原理与人文传统，融高深的中医理论于生动活泼的语言之中，读起来令人兴趣盎然。一书在手，即可领略中医药的独特魅力，更加了解和珍视中华民族的优秀传统文化。

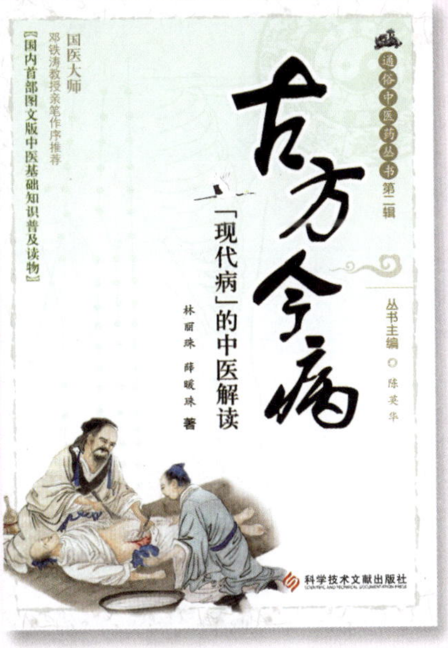

陈英华 主编

ISBN:978-7-5023-7066-4

定价：34.00 元

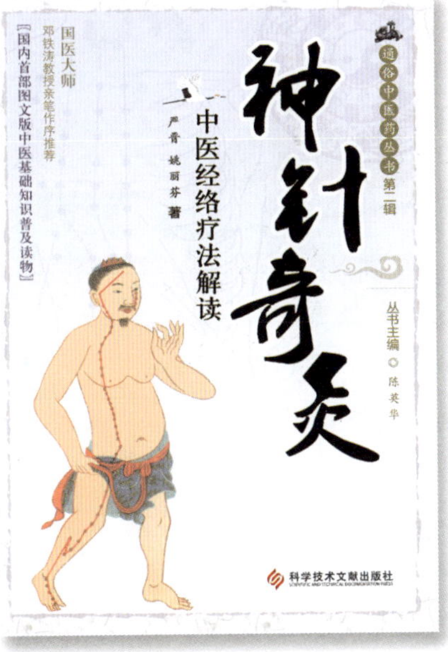

陈英华 主编

ISBN:978-7-5023-6987-3

定价：29.80 元

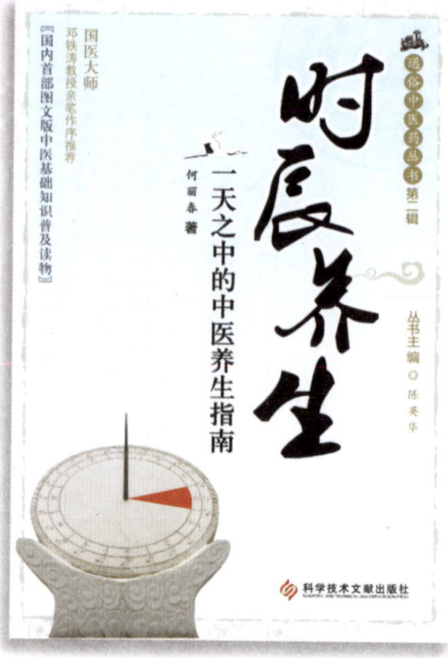

陈英华 主编

ISBN:978-7-5023-6958-3

定价：34.00 元

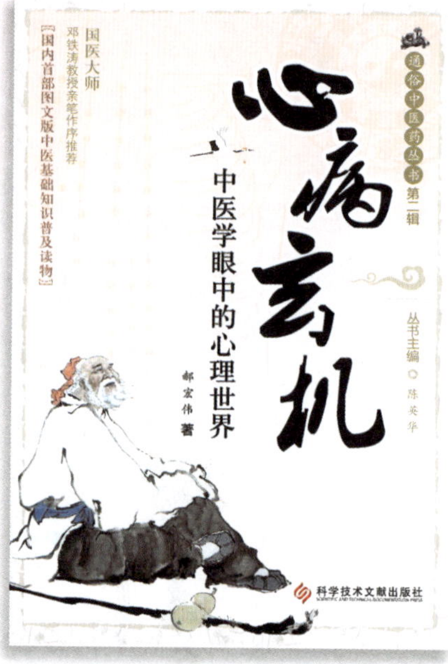

陈英华 主编

ISBN:978-7-5023-6964-4

定价：29.80 元

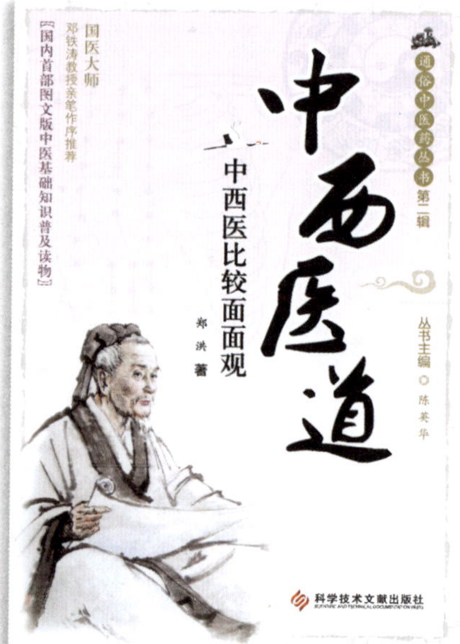

陈英华 主编

ISBN:978-7-5023-6988-0

定价：29.90 元